BEI GRIN MACHT SICH IHR WISSEN BEZAHLT

AF151964

- Wir veröffentlichen Ihre Hausarbeit,
  Bachelor- und Masterarbeit

- Ihr eigenes eBook und Buch -
  weltweit in allen wichtigen Shops

- Verdienen Sie an jedem Verkauf

Jetzt bei www.GRIN.com hochladen und kostenlos publizieren

GRIN

Lena Schlüter

Belastungen im Lehrerberuf: Wenn Lehrer von heute Patienten von morgen werden

GRIN Verlag

Bibliografische Information der Deutschen Nationalbibliothek:

Die Deutsche Bibliothek verzeichnet diese Publikation in der Deutschen National-
bibliografie; detaillierte bibliografische Daten sind im Internet über http://dnb.d-
nb.de/ abrufbar.

Impressum:

Copyright © 2012 GRIN Verlag GmbH
Druck und Bindung: Books on Demand GmbH, Norderstedt Germany
ISBN: 978-3-656-53128-9

Dieses Buch bei GRIN:

http://www.grin.com/de/e-book/263291/belastungen-im-lehrerberuf-wenn-lehrer-
von-heute-patienten-von-morgen

GRIN - Your knowledge has value

Der GRIN Verlag publiziert seit 1998 wissenschaftliche Arbeiten von Studenten, Hochschullehrern und anderen Akademikern als eBook und gedrucktes Buch. Die Verlagswebsite www.grin.com ist die ideale Plattform zur Veröffentlichung von Hausarbeiten, Abschlussarbeiten, wissenschaftlichen Aufsätzen, Dissertationen und Fachbüchern.

Besuchen Sie uns im Internet:

http://www.grin.com/

http://www.facebook.com/grincom

http://www.twitter.com/grin_com

Gliederung:

1. Einleitung

Lange Ferien, häufiger Unterrichtsausfall, ein gesicherter Arbeitsplatz und ein hohes Einkommen. Diese Kombination wird oft im Zusammenhang mit dem Beruf des Lehrers genannt - häufig auch mit dem Vorwurf, Lehrer sollen sich doch bitte nicht beschweren - was sie demnach scheinbar des Öfteren tun.

Dieses lässt vermuten, dass von der Gesellschaft ein bestimmtes Bild des Lehrerberufes gezeichnet wird, welches mit der Meinung der Lehrer selbst nicht konform zu gehen scheint. Es wird von einem Beruf ausgegangen, der eine Menge Privilegien mit sich bringt und keinerlei Grund zur Beschwerde bietet. Die Lehrerinnen und Lehrer hingegen zeigen sich sehr häufig gestresst, überfordert und erschöpft.

Diese Arbeit wird sich damit beschäftigen, was der aktuelle Forschungsstand zu diesem Sachverhalt sagt. Anhand der Vielzahl von Publikationen, die dieses Thema zu bieten hat, zeigt sich das Interesse und die Relevanz der genannten Problematik deutlich. Zum einen dient die Beschäftigung mit diesen Sachverhalten sicherlich dazu, mit den bestehenden Vorurteilen aufzuräumen, zum anderen liegt aber auch eine Notwendigkeit darin, Abhilfe für die Problematik der Lehrkräfte zu schaffen.

Konkret soll anhand dieser Thesis die Frage beantwortet werden, welchen Anforderungen Lehrer tatsächlich ausgesetzt sind, wie sie mit diesen umgehen und welche Folgen sich für ihre Gesundheit ergeben können.

Als Einstieg werden drei bekannte Stressmodelle herangezogen, da Stress und Belastung meist unmittelbar zusammenhängen. Sie sollen zeigen, wie Stress entsteht und wie mittels Bewältigungsstrategien mit ihm umgegangen werden kann.

Außerdem wird es um das individuelle Stressempfinden gehen sowie um die Frage, ob sich aus jeder belastenden Situation automatisch das negative Gefühl von Stress ergibt, und welche Auswirkungen diese evtl. unterschiedlichen Empfindungen auf die Gesundheit haben? Hier wird also die Grundlage für das Verstehen einiger dann anschließender Erkenntnisse gelegt.

In einem weiteren Schritt werden dann typische Belastungen, die der Lehrerberuf mit sich bringt, dargelegt. Anhand bestimmter, in Studien untersuchter Beanspruchungsmuster soll gezeigt werden, wie unterschiedlich Lehrerinnen und Lehrer mit diesen im Schulalltag umgegangen wird.

Um hier den Bezug zu den Stressmodellen zu bewahren, wird anhand eines Stressmodells von Rudow das Stressempfinden von Lehrkräften dargestellt.

Ein weiterer Aspekt, der die Arbeit zum Schluss bringen wird, sind die Folgen für die Gesundheit, die sich aus den alltäglichen Anforderungen im Lehrerberuf ergeben. Wie sieht die gesundheitliche Lage von Lehrerinnen und Lehrern tatsächlich aus und welche psychischen Krankheiten treten gehäuft in Erscheinung?

Um für diese Ergebnisse ein besseres Verständnis zu entwickeln, werden abschließend die einzelnen Krankheiten oder Störungen näher beschrieben.

2. Stress und Stressbewältigung

Um im Nachfolgenden auf den Berufsalltag von Lehrerinnen und Lehrern einzugehen und die damit verbundenen Belastungen näher zu beleuchten, sollen zunächst einige grundlegende Begriffe geklärt werden.

Dazu gehört zum einen der Begriff Stress, der im Zusammenhang mit den Stressmodellen von Selye und Lazarus erläutert werden soll. Zum anderen geht es um den Begriff der Salutogenese.

Es wird die Art und Weise thematisiert, wie der Mensch mit Stressoren umgehen kann und in welcher Form diese Einfluss auf sein Gesundheitsbefinden haben können. Zudem wird die Frage geklärt, ob Stress immer eine negative Auswirkung haben muss oder ob es auch einen positiven Verlauf gibt, bei dem die Wirkung sogar gesundheitsfördernd aussehen kann.

2.1 Stressmodelle

Im Laufe der Zeit wurden viele Modelle aufgestellt, anhand derer die Wirkung von Stress auf den Menschen verdeutlicht werden sollte. Zunächst ging es, wie es häufig aus der medizinischen Sicht bekannt ist, um eine bestimmte Reaktion des Körpers, wenn dieser einer belastenden Situation ausgesetzt ist. In weiteren Modellen wurde dann der Mensch als Individuum mehr mit einbezogen, sodass letztendlich nun davon ausgegangen wird, dass Situationen von Person zu Person unterschiedlich wahrgenommen und durchlebt werden.

2.1.1 Stress nach Selye

Hans Selye (1977, S.38) bezeichnete in seiner frühen Stressforschung Stress als „...die unspezifische Reaktion des Körpers auf jede Anforderung, die an ihn gestellt wird." Als Stressoren galten für ihn dabei alle endogenen Reize, die durch jene Anforderungen verursacht werden. Die Reaktion, mit der der Körper auf Stress reagiert, nannte er das allgemeine Anpassungssyndrom (ebd.).

Dieses ist so zu verstehen, dass der Körper auf jegliche Art von Stress mit den gleichen messbaren Reaktionen reagiert. Hierbei wird weder die Art des Stressors unterschieden noch der Organismus, bei dem der Stress entsteht (ebd.).

Er hielt es also für bedeutungslos, welche Persönlichkeit einer stressigen Situation ausgesetzt wird, es ist immer mit denselben Symptomen zu rechnen.

Das allgemeine Anpassungssyndrom, von dem Selye (ebd.) sprach, wurde in drei aufeinander folgende Schritte eingeteilt:

1. *Alarmreaktion*: Wenn der Körper mit dem Stressor konfrontiert wird, reagiert dieser mit Veränderungen, wie zum Beispiel Erhöhung des Blutdrucks, des Blutzuckerspiegels und des Herzschlages sowie mit Gefäßerweiterung
2. *Stadium des Widerstandes*: Bleibt der Stressor länger bestehen, geht der Körper in eine gesteigerte Widerstandsfähigkeit über. Die in der ersten Phase genannten Symptome lassen nach, und es findet eine Anpassung an die Situation statt.
3. *Stadium der Erschöpfung*: Bleibt die Einwirkung des Stressors weiter vorhanden, bricht die Widerstandfähigkeit zusammen und die Symptome der Alarmreaktion treten erneut irreversibel auf und führen letztendlich zum Tod.

Kritiker sahen die Schwierigkeit in Selyes Theorie vor allem darin, dass er seine Erkenntnisse lediglich aus Tierexperimenten gewonnen hatte, die nicht so einfach auf den Menschen zu übertragen sind, und dass die Reaktion auf alle Reize eben nicht immer die gleiche sein kann (Laux, 1983; zitiert nach Faltermaier, 2005).

In der weiteren Stressforschung zeigte sich immer mehr, dass Stress nicht als ein allgemeines, immer gleich ablaufendes Phänomen zu betrachten ist, sondern dass Unterschiede bei der Reaktion auf Stressoren zu beobachten sind.

Im Folgenden soll nun auf das Stressmodell nach Lazarus eingegangen werden, der die subjektive Sicht des Menschen auf die jeweilige Situation in seine Untersuchungen mit einfließen ließ.

2.1.2 Transaktionales Stressmodell

Wie der Name dieses Modells bereits verrät, geht es in dem Konzept von Lazarus und seinen Mitarbeitern um die Beziehung und die Wechselwirkung zwischen dem Menschen und seiner Umwelt. Stress wird hier bezeichnet als

> *„Jedes Ereignis, in dem innere und äußere Anforderungen (oder beide) die Anpassungsfähigkeit eines Individuums, eines sozialen Systems oder eines organischen Systems beanspruchen oder übersteigen"* (Lazarus & Launier, 1981, S. 227).

Aus dieser Definition geht hervor, dass es darauf ankommt, wie der betroffene Mensch selbst die jeweilige Situation einschätzt. Es wird geprüft, ob die Mittel, die ihm zur Bewältigung der Situation zur Verfügung stehen, ausreichen oder überstiegen werden.

Diese Anforderungen können ihren Ursprung sowohl außerhalb, als auch im Individuum selbst haben (ebd.). Hier sei zum Beispiel der Anspruch an die eigene Person genannt.

Die eben genannte Überprüfung verläuft laut Lazarus und Launier (ebd.) in drei Phasen.

In der **primären Bewertung** wird die Situation auf das eigene Wohlbefinden bezogen. Sie wird anhand dessen bewertet, ob sie *irrelevant*, also unbedeutend für das Wohlbefinden ist, ob sie *positive* Folgen nach sich zieht oder ob sie *stressend* wirkt. Ist das Letztere der Fall, wird wieder darin unterschieden, ob diese stressige Situation als *Schädigung/Verlust*, als *Bedrohung* oder als *Herausforderung* angesehen wird.

Als Schädigung/Verlust wird eine Situation bewertet, wenn bereits eine Beeinträchtigung des Wohlbefindens eingetreten ist. Bei der gefühlten Bedrohung hingegen ist eine Schädigung zwar noch nicht eingetreten, sie wird aber in naher Zukunft aufgrund der Anforderung befürchtet.

Sieht man die Situation allerdings als Herausforderung, stuft man sie als risikoreich ein, sieht aber gleichzeitig das positive Ergebnis, das sie bei ihrer Bewältigung nach sich ziehen kann.

Es ist allerdings zu bedenken, dass ein und dieselbe Situation von verschiedenen Personen unterschiedlich bewertet werden kann.

In der **sekundären Bewertung** geht es darum, welche Ressourcen zur Bewältigung dieser Anforderung zur Verfügung stehen. Diese beiden ersten Bewertungsabläufe sind allerdings nicht streng voneinander zu trennen, da sie nicht zwingend nacheinander, sondern teilweise gleichzeitig ablaufen (ebd.).

Die Einschätzung der sekundären Bewertung kann die primäre Einschätzung entweder stützen oder abschwächen. Entsteht zunächst das Gefühl, eine Situation sei potentiell bedrohlich, kann sich dieser Eindruck aufgrund der zur Verfügung stehenden Ressourcen ändern, wenn diese in ausreichendem und geeignetem Ausmaß vorhanden sind. Ebenso wäre es denkbar, dass man vorerst annimmt, eine Situation sei irrelevant, weil zur Bewältigung entsprechende Mittel vorhanden sind, nach weiterer Bewertung wird allerdings klar, dass eben diese Ressourcen plötzlich aus bestimmten Gründen wegfallen (ebd.).

Nach vollzogener Bewältigung findet dann eine **Neubewertung** der Situation statt. Dieser Prozess muss regelmäßig erfolgen, da der Mensch sich in immer wieder verändernder Transaktion mit der Umwelt befindet (ebd.).

Ressourcen können sich zum Beispiel als effektiv erweisen, so dass Anforderungen beim nächsten Mal erst gar nicht als bedrohlich eingestuft werden müssen. Andererseits kann die Neubewertung aber auch zeigen, dass der Stressor noch in gleichem Maße vorhanden ist und weiterhin bewältigt werden sollte.

Erwähnenswert ist bei dem Stresskonzept von Lazarus zusätzlich der Begriff des **Copings**. Hierunter versteht man das Bemühen, mit den gegebenen Anforderungen umzugehen, wenn die nötigen Anpassungsmöglichkeiten nicht vorhanden sind (Lazarus & Launier, 1981). Coping erfordert demnach also immer eine gewisse Anstrengung.

Lazarus und Launier (ebd.) trennen die Bewältigungsversuche in problembezogene und emotionsbezogene Bewältigung, welche kurz erläutert werden sollen. Bei der problembezogenen Bewältigung wird einer belastende Situation direkt entgegengewirkt, um die Bedrohung durch entsprechende Maßnahmen abzuwenden (ebd.). Das Problem wird also direkt angegangen, um es zu beseitigen.

Die emotionsbezogene Bewältigung bezieht sich, wie der Name bereits sagt, auf die Emotionen, die durch die Anforderung ausgelöst werden, geht aber nicht direkt den Ursprung des Problems an (ebd.). Als Beispiel hierfür sei der Alkoholkonsum genannt, der spontan zu einer Verbesserung der emotionalen Befindlichkeit führen kann, langfristig aber das tatsächliche Problem nicht abwenden wird (Lazarus, 1990).

2.1.3 Das Modell der Salutogenese

Der Gesundheitsbegriff und damit auch die Sicht auf Stress im Zusammenhang mit Gesundheit veränderten sich wesentlich durch das Modell der Salutogenese von Aaron Antonovsky. Er hat in seinem Modell der Salutogenese die strenge, weit verbreitete Klassifizierung des Gesundheitszustandes in entweder gesund oder ungesund aufgehoben. Für ihn befindet sich der Mensch auf einem multidimensionalen Gesundheits-Krankheits-Kontinuum, auf dem er sich situationsabhängig stets zwischen den beiden Polen Gesundheit und Krankheit bewegt (Antonovsky, 1997). Es wird also nicht danach gefragt, welche Umstände krank machen, sondern was dazu beitragen kann, dass man auf dem Kontinuum weiter zum gesunden Pol oder zumindest nicht weiter in Richtung Ungesund rückt.

In der salutogenetischen Sichtweise werden Stressoren nicht als etwas Bedrohliches sondern als etwas Allgegenwärtiges angesehen, mit dem der Mensch sich arrangieren muss (ebd.).

Es sind die alltäglichen Dinge, die den Menschen begegnen und mit denen sie zu kämpfen haben. Es geht folglich nicht darum, welche Umstände eine eventuelle Krankheit auslösen können, sondern welche Mittel dem Menschen zur Verfügung stehen, mit den alltäglichen Anforderungen umzugehen. Wesentlich ist also seine Anpassungsleistung in der jeweiligen Situation.

Antonowsky (ebd.) spricht hier von allgemeinen Wiederstandsressourcen. Der Mensch macht im Laufe seiner Kindheit und im frühen Erwachsenenalter bestimmte Erfahrungen mit diesen Ressourcen, woraus sich das sogenannte Kohärenzgefühl (SOC) bildet, welches elementar dafür ist, inwieweit eine Person mit Stressoren umgehen kann.

> „Das SOC (Kohärenzgefühl) ist eine globale Orientierung, die ausdrückt, in welchem Ausmaß man ein durchdringendes, andauerndes und dennoch dynamisches Gefühl des Vertrauens hat, daß 1. Die Stimuli, die sich im Verlauf des Lebens aus der inneren und äußeren Umgebung ergeben, strukturiert, vorhersehbar und erklärbar sind; 2. einem die Ressourcen zur Verfügung stehen, um den Anforderungen, die diese Stimuli stellen, zu begegnen; 3. Diese Anforderungen Herausforderungen sind, die Anstrengung und Engagement lohnen" (Antonovsky, 1997, S.36).

Hieraus ergeben sich nach Antonovsky (1997) die drei Komponenten des Kohärenzgefühls: **Verstehbarkeit, Handhabbarkeit und Bedeutsamkeit.**

Es geht also darum, dass man die Dinge, die einem im Leben begegnen, versteht und deren Ablauf geordnet sowie nachvollziehbar ist. Zudem sollten die nötigen Bewältigungsressourcen zur Verfügung stehen und das Gefühl vorhanden sein, dass man den Anforderungen gewachsen ist. All die Mühe, die man im Leben aufbringt, sollte einen Sinn haben und das Gefühl vermitteln, dass sich der Aufwand und die investierte Kraft lohnen (ebd.).

Die allgemeinen Widerstandressourcen und das Kohärenzgefühl bilden also die Kernstücke in Antonovskys Modell. Wird der Mensch mit bestimmten Stressoren konfrontiert, befindet er sich in einem Spannungszustand, den er mit Bewältigungsversuchen beseitigen möchte. Erst bei unzureichender Bewältigung entsteht eine Stressreaktion, die sich letztendlich negativ auf sein Gesundheitskontinuum, aber auch auf die Widerstandsressourcen auswirken kann. Wird der Stressor aber erfolgreich bekämpft, kann sogar ein Schritt in Richtung Gesundheit und eine Stärkung des SOCs und der Ressourcen erfolgen (Antonovsky, 1979; zitiert nach Faltermaier, 2005).

2.2 Subjektives Stressempfinden und seine Auswirkungen

Wird von Stress gesprochen, versteht man darunter im alltäglichen Sprachgebrauch meist etwas Negatives. Es wird von einer Art Überforderung oder einem Druck, dem man glaubt, nicht standhalten zu können, ausgegangen. Sogar in der Forschung galt Stress lange als etwas rein pathogenes, welches zu einer Krankheit führt, wenn man ihm langfristig ausgesetzt wird (Selye, 1977; Antonovsky, 1997).

Zur Zeit, als Selye (1981) sich mit Stress befasst hat, stand für ihn fest, dass es nicht von Bedeutung ist, ob der Stressor negativer oder positiver Natur ist. Es kam für ihn lediglich darauf an, wie viel Anpassungsleistung der Organismus erbringen muss, um wieder ein Gleichgewicht zu erlangen. Der Körper würde demnach vorerst gleichermaßen auf positive und negative Reize mit Symptomen reagieren.

Er war aber damals bereits davon überzeugt, dass es zwei Arten von Stress gibt, die er in Eustress und Distress unterschied. Eustress, der aus positiv empfundenen Situationen hervorgeht und Distress, der in negativen Situationen entsteht (ebd.).

Betrachtet man nun das transaktionale Modell von Lazarus und das der Salutogenese aus den vorherigen Kapiteln, wird deutlich, dass es entscheidend von der betroffenen Person selbst und von der jeweiligen Situation abhängt, wie sie Stress wahrnimmt, wie sie reagiert und welche Symptome sich bei ihr zeigen oder sogar manifestieren. Demnach würde also nicht jede Person in der gleichen Art und Weise auf Stress reagieren.

Es soll an dieser Stelle speziell thematisiert werden, ob Situationen mit hohem Anforderungscharakter unweigerlich immer mit dem negativen Gefühl von Stress einhergehen und letztendlich krank machen, oder ob es auf das subjektive Empfinden und die Bewertung einer bestimmten Situation ankommt. Ist es immer als negativ zu werten, wenn ein Mensch Situationen mit hohe Anforderung ausgesetzt ist?

2.2.1 Positive Auswirkung erhöhter Anforderung

„Die Fähigkeiten, die eine Person für verfügbar hält, werden psychologisch den vorhandenen Gefahren und Schädigungen gegenüber gestellt und bilden einen entscheidenden kognitiven Faktor in der Entstehung der psychologischen Stressreaktion" (Lazarus & Launier, 1981, S.249).

Diese Aussage macht deutlich, dass Stress nicht unabwendbar als negativ anzusehen ist, sondern von der betroffenen Person und deren Bewertung abhängt. Sogar ein und dieselbe Person kann eine ähnliche Situation zu einem anderen Zeitpunkt wieder völlig anders bewerten, weil ihr dann evtl. andere Mittel zur Verfügung stehen oder die Ausgangssituation eine andere ist (Eppel, 2007).

Ist von vornherein klar, dass die genannten Fähigkeiten in ausreichendem Ausmaß vorhanden sind oder die Situation als irrelevant eingestuft werden kann, kann eine Person entspannt in die Situation gehen, um diese zu bewältigen und das Gefühl von Stress entsteht erst gar nicht. Das kurzzeitige Gefühl der Anspannung wird abgelöst von einer Phase der Entspannung.

Bei der Bewertung als Herausforderung wird zwar von einem gewissen Risiko ausgegangen, aber der Glaube an einen positiven Ausgang überwiegt, sodass die Situation zuversichtlich angegangen wird. Vorhandene Ressourcen können dabei ausgeweitet werden, indem sie erprobt werden (ebd.) Der Betroffene kann also gestärkt aus der Situation gehen.

Wurde eine Anforderung erfolgreich bewältigt, geht dieses mit positiven Emotionen einher. Man kann sich auf seine zur Verfügung stehenden Mittel und auf die Kraft der eigenen Person verlassen, was das Selbstbewusstsein ungemein stärken und für eine nächste Anforderung Zuversicht versprechen kann.

Ressourcen können nach Bewältigungsvorgängen auch überdacht und ausgeweitet werden, sodass eine ähnliche Situation beim nächsten Auftreten schon viel leichter von der Hand geht. (Eppel, 2007)

Um noch einmal an die Ausgangsüberlegung von Antonovsky (1997) zu erinnern, geht auch er in seinem Modell der Salutogenese davon aus, dass Stressoren zum alltäglichen Leben eines Menschen dazugehören und nicht zwingend negativer Natur sein müssen sondern sogar einen positiven Einfluss auf das Gesundheitskontinuum haben können.

Auch ein freudiges Ereignis wie zum Beispiel eine Heirat oder die Geburt eines Kindes können demnach als Stressoren bezeichnet werden, die einen Spannungszustand bei der betreffenden Person nach sich ziehen können. Hier ist allerdings nicht automatisch mit einer negativen Auswirkung auf das Wohlbefinden zu rechnen.

Die Salutogeneseforschung hat sich, wie in 2.1.3 thematisiert, vor allem damit beschäftigt, was Menschen trotz schwieriger Situationen gesund hält. Damit wurde die Tatsache nochmals gestützt, dass es zentral auf die Bewältigungsmöglichkeiten dieser ankommt. Von dieser Feststellung hängt letztendlich ab, ob Stressoren entweder schädigend oder förderlich wirken.

Gelingt es dem Menschen in einer stressigen Situation mit Hilfe seiner Bewältigungsstrategien die Anspannung zu lösen, nimmt er dieses als positive Erfahrung wahr. Als Beispiel seien hier die soziale Unterstützung und die Selbstwirksamkeitsüberzeugung als wesentliche Ressourcen genannt. Schon das alleinige Wissen um die potentiell zur Verfügung stehende Unterstützung kann ausreichen, um vor dem Stressprozess zu schützen. (Kienle,R., et al. 2006).

Die positive Auswirkung von Stress auf den Gesundheitszustand kann nach den bisherigen Aufzeichnungen darauf zurückgeführt werden, dass nach erfolgreicher

Bewältigung des Stressors die eigenen Ressourcen als effektiv angesehen werden können und man auf ähnliche Situationen gut vorbereitet ist.

Im Sinne der Salutogenese würde sich dieses also positiv auf die Lebenserfahrung und das dadurch gewonnene Kohärenzgefühl auswirken. Das SOC würde an Ausprägung gewinnen, und die Widerstandsressourcen würden gestärkt werden.

Außerdem ist es im Allgemeinen ein gutes Gefühl, Stresssituationen überwunden zu haben und gestärkt aus ihnen heraus zu gehen.

Da die soziale Unterstützung und die Selbstwirksamkeitsüberzeugung einen wesentlichen Teil der Stressbewältigung darstellen (Van Dick, 2006) und im nachfolgenden nochmals erwähnt werden, sollen sie nun kurz erläutert werden. Gleichzeitig wird ihr Einfluss auf die Gesundheit betrachtet.

Soziale Unterstützung und Gesundheit

Unter der vielfach untersuchten wahrgenommenen sozialen Unterstützung versteht man das subjektive Gefühl, Unterstützung durch Andere zu erhalten (van Dick, 2006). Dieses kann laut Kienle, Knoll und Renneberg (2006) erstens in Form von informationeller Unterstützung geschehen, indem relevante Informationen gegeben werden, zweitens in Form von instrumenteller Unterstützung, indem man Arbeit abnimmt, Gegenstände oder finanzielle Mittel bereit stellt, oder drittens als emotionale Unterstützung, indem dem Betroffenen einfach mit Trost und guten Worten zur Seite gestanden wird.

Der Zusammenhang zwischen sozialer Unterstützung und Gesundheit besteht zum einen darin, dass bei Menschen, die sozial unterstützt werden, insgesamt ein höheres Maß an Wohlbefinden zu verzeichnen ist und zum anderen darin, dass diese deutlich seltener den Stressprozess durchleben, da sie belastende Situationen mit Hilfe von sozialer Unterstützung effektiver bewältigen können (ebd).

Van Dick, Wagner und Petzel (1999) sprechen konkret von einem positiven Einfluss der sozialen Unterstützung auf die körperliche und seelische Verfassung, die Krankenstatistik und die Bewältigungsstrategien.

Bereits in der Vergangenheit erhaltene soziale Unterstützung kann dafür sorgen, dass man in Zukunft an diese Ressource glaubt und allein deshalb Belastungssituationen gelassener wahrnimmt, wobei dann von einer indirekten Wirkung gesprochen wird (van Dick, 2006). Demnach könnte sich diese vorhandene Ressource direkt auf den angesprochenen Bewertungsprozess auswirken.

Ebenso können die primäre und sekundäre Bewertung von Stressoren unter sozialer Unterstützung positiver ausfallen, da Emotionen beruhigt und Bewältigungshilfen aufgezeigt oder direkt angeboten werden können (Rothland, 2007).

Das Zusammenspiel von sozialer Unterstützung und Gesundheit hat bereits Antonovsky (1997) beschäftigt und ließ ihn zu dem Ergebnis kommen, dass Stress die Gesundheit sogar fördern kann, wenn die genannte Form der Unterstützung in ausreichendem Maß vorhanden ist.

Stress wird seltener empfunden und die positive Erfahrung der Bewältigung vermittelt das Gefühl, schwierigen Situationen gewachsen zu sein.

Selbstwirksamkeitsüberzeugung und Gesundheit

Mit Selbstwirksamkeitsüberzeugung ist das Vertrauen in die eigenen Kompetenzen gemeint. Sie ist eng verknüpft mit der Motivation, eine schwierige Anforderung anzunehmen oder aber sich diese Herausforderung nicht zuzutrauen. Man spricht demzufolge von positiver bzw. negativer Selbstwertüberzeugung. Diese jeweilige Einstellung gegenüber der eigenen Selbstwirksamkeit hat auch wesentlichen Einfluss auf den tatsächlichen Erfolg von herausfordernden Situationen (Schwarzer & Jerusalem, 2002; Wudy & Jerusalem, 2011).

Aus einer positiven Selbstwirksamkeitsüberzeugung können sich eine positive Erwartungshaltung und ein bejahendes Selbstkonzept entwickeln, welche dann einen Einfluss auf die Bewältigung von Stress nehmen. Eine Erwartungshaltung, die positiv ausfällt, lässt Betroffenen die Chance, ihre Verhaltensweisen der Situation anzupassen, da davon ausgegangen wird, dass die Bewältigungsanstrengung von Erfolg gekrönt sein wird. Eine solche Zuversicht und ein kompetenter Umgang mit Anforderungen, wirken sich dann auch auf das körperliche und seelische Wohlbefinden aus (ebd.).

Antonovsky (1997) zieht den Vergleich von der Selbstwirksamkeitsüberzeugung zum gut ausgebildeten Kohärenzgefühl. Ist die Selbstwirksamkeitsüberzeugung ausgeprägt, werden Situationen zuversichtlicher angegangen, da von ihnen keine potentielle Spannung ausgeht. Wird in einer Situation dann doch eine gewisse Spannung wahrgenommen, wird diese aber meist als positiv eingestuft, und es ist nicht nötig, ungewöhnliche Ressourcen zu aktivieren. Schwarzer und Jerusalem (2002) gehen davon aus, dass das Gefühl der Selbstwirksamkeit einen Puffer gegenüber stressenden Bewertungen wie Bedrohung und Verlust darstellt und somit die physiologische Erregung verringert.

Diese Annahme würde bedeuten, dass der Glaube an die eigenen Fähigkeiten die körperlichen Stresssymptome abmindern kann, sodass Situationen trotz negativ ausfallender Bewertung zuversichtlich angegangen oder sogar als Handlungsaufforderung gesehen werden können.

Auch im Zusammenhang mit bestehenden oder drohenden Erkrankungen macht sich die Überzeugung der eigenen Kräfte bemerkbar, indem an eine Genesung oder Abwendung des Risikos geglaubt wird und auf dieses Ziel aktiv mittels Kooperation und Vorbereitung hingearbeitet wird (ebd.).

Der Effekt von Selbstwirksamkeit auf die Gesundheit geht also zum einen über die Verhaltensebene, indem diese der Bewältigung zugunsten angepasst wird und zum anderen über den Einfluss auf physiologische Effekte, die in einer Stresssituation minimiert werden können.

2.2.1 Negative Auswirkung erhöhter Anforderungen

Einen negativen Verlauf nimmt eine Situation mit hohem Anforderungscharakter dann, wenn eine Person das Gefühl hat, einem Stressor ausgeliefert zu sein, weil ihr die entsprechenden Ressourcen fehlen, um diesem angemessen zu begegnen (Lazarus & Launier, 1981).

Konzentrieren wir uns zunächst auf die Einschätzung als Schädigung/Verlust, da bei dieser eine negative Entwicklung der Situation ziemlich sicher vorauszusehen ist.

Es ist bereits eine Schädigung des Wohlbefindens eingetreten, und es wird seitens des Betroffenen nicht mehr an die Möglichkeit einer Abwendung geglaubt. Eine Bewältigung dieser Situation wird nicht folgen, sodass es unweigerlich zu einer Stressreaktion kommt. Dieses kann laut Lazarus und Launier (1981) unter anderem auf ein gestörtes Selbstwertgefühl oder einen zwischenmenschlichen Verlust zurückzuführen sein.

Wird die Situation allerdings nur als Bedrohung angesehen, gilt immer noch das Potenzial, diese meistern zu können. In diesem Fall würde nicht unweigerlich eine Stressreaktion folgen, da die Möglichkeit besteht, den Stressor rechtzeitig abzuwenden (ebd.). Demnach ist hier nicht zwingend von einer negativen Folge auszugehen, sie muss aber in Betracht gezogen werden.

In 2.1.2 war die Rede von emotionsbezogenem Coping. Dieses Bewältigungsverhalten kann sich auch anhand einer Verleugnung der belastenden Umstände äußern. Lazarus (1990) verweist hierzu auf eine Studie zu den Bewältigungsmechanismen von potentiell brustkrebserkrankten Frauen. Verdrängten diese Frauen ihre Symptome, war die Wahrscheinlichkeit groß, dass dieses emotionale Bewältigungsverhalten negative Folgen für die Gesundheit nach sich ziehen würde, indem wichtige Behandlungsmöglichkeiten versäumt wurden.

Es wäre folgernd nicht die Erkrankung allein der wesentliche Faktor, von dem eine Gefahr für die Gesundheit ausgeht, sondern die Art, wie mit der Bedrohung umgegangen wird.

Die Salutogeneseforschung geht, wie in 2.1.3 erwähnt, davon aus, dass ein wirklicher Stresszustand erst dann entsteht, wenn ein vorhandener Spannungszustand nicht erfolgreich bewältigt werden konnte – wenn dem Spannungszustand kein Zustand der Entspannung folgt. Es kommt also auch hier wesentlich auf die zur Verfügung stehenden Widerstandsressourcen an, die eine Bewältigung erst möglich machen.

Ist diese allerdings erfolglos, entsteht ein Stresszustand, der sich tatsächlich negativ auf das Gesundheitskontinuum des Menschen auswirken kann (ebd.).

Es wird also von einer unmittelbaren Wirkung auf die Gesundheit ausgegangen.

Antonovsky macht aber auch klar, dass es sicherlich gewisse Risikofaktoren gibt, die die Gesundheit mit großer Wahrscheinlichkeit gefährden. Er spricht in diesem Zusammenhang von „...der Axt, die einem auf den Kopf fällt -..." (ebd., S. 26)

Der Einfluss von Stresszuständen auf die Gesundheit besteht laut Rudow (1994) darin, dass sie zu Symptomen führen können, die sich bei längerem Bestehen chronifizieren können. Dieses kann sich dann mittels Beschwerden im Herz-Kreislauf-System, im Magen-Darm-Bereich, durch neurotische Störungen oder psychosomatische Erkrankungen äußern. Auch Lazarus (1990) spricht davon, dass die zeitliche Dauer einen wesentlichen Einfluss darauf nimmt, ob gesundheitliche Problem wie z.B. Magengeschwüre entstehen. Die Wahrscheinlichkeit, körperliche Folgen davonzutragen ist bei chronischem Stress wesentlich größer als bei akuten Stresssituationen (ebd.).

Insgesamt ist man heute also davon überzeugt, dass Stress nicht unabdingbar einen negativen Einfluss auf den Gesundheitszustand hat. Viel elementarer ist der Umgang des einzelnen mit stressigen Anforderungen. Nimmt eine solche Situation einen negativen Verlauf, ist der Grund meist bei den fehlenden Bewältigungsstrategien zu suchen. Ist der Verlauf positiv, hatte der Betroffene demnach genügend Ressourcen, um den Stress abzufangen und auszugleichen (Seiffge-Krenke, 2008).

Anhand dieser Betrachtung und der unterschiedlichen Verlaufsmöglichkeiten, die stressige Ereignisse nehmen können, wird deutlich, dass kurzfristige Situationen mit hoher Anforderung den Menschen in seiner Gesundheit sogar stärken können.

Resultierend aus dieser Erkenntnis ist festzustellen, dass die Stärkung von Ressourcen den Gesundheitszustand effektiv steigern könnte, indem Stressreaktionen vermieden werden könnten. Hier ist ein deutliches Potenzial für die Gesundheitsförung zu erkennen.

3. Übertragung auf den Lehrerberuf

Nachdem geklärt wurde, was unter dem Begriff Stress zu verstehen ist, und wie dessen Auswirkung auf die Gesundheit in einzelnen Theorien bewertet werden kann, soll dieses Wissen nun auf den Lehrerberuf übertragen werden.

Um die belastenden Faktoren des Lehrerberufs besser nachvollziehen zu können, soll zunächst der Berufsalltag der Lehrkräfte näher betrachtet werden. Welchen Belastungen und Beanspruchungen sind sie tatsächlich ausgesetzt, und mit welchen Schwierigkeiten haben sie gehäuft zu kämpfen? Die 1995 durchgeführte Potsdamer Studie zur Lehrergesundheit unter der Leitung von Uwe Schaarschmidt liefert zu diesem Sachverhalt einige aufschlussreiche Daten, indem 7693 Lehrer zu bestimmten schulischen Belastungsfaktoren anhand einer 5-stufigen Skala ihre Einschätzung vornahmen (*1 = belastet mich gar nicht* bis hin zu *5 = belastet mich stark*) (Ksienzyk, Schaarschmidt, 2005). Zudem werden Aussagen aus repräsentativen Studien von Rudow, Van Dick und Bauer herangezogen, um an breiter gefächerte Ergebnisse zu gelangen. Ergänzend liefern Befragungen, die Andreas Hillert an einer Klinik für Psychosomatik durchführte, Aussagen aus erster Hand von psychisch erkrankten Lehrerinnen und Lehrern.

In einem weiteren Schritt soll anhand des Stressmodells von Rudow genauer geklärt werden, wie es bei der Wahrnehmung von Situationen mit hohem Anforderungscharakter beim Lehrer zu Stress kommt. Dieses Modell bezieht sich auf das Stressmodel von Lazarus und ist daher gut geeignet, um das Stresserleben von Lehrern zu verdeutlichen und an bereits bekannten Sachverhalten anzuknüpfen.

Um einen Einblick in das Bewältigungsverhalten von Lehrerinnen und Lehrern zu erhalten, wird anknüpfend nochmals die Potsdamer Lehrerstudie herangezogen, da sie sich mit der Frage beschäftigt, warum einige Lehrer mehr und andere weniger anfällig für eben genannte Stressreaktionen sind. Was verhilft der einen Gruppe, sich vor den alltäglichen Belastungen zu schützen und was schwächt wiederum die andere Gruppe? Dieses Herangehen hat eine enge Verbindung zum ressourcenorientierten Modell der Salutogenese, das weiter oben bereits thematisiert wurde. Es trägt das Potenzial in sich, Lehrer nicht als Opfer ihrer Rolle zu sehen, sondern durch aktives Einbinden daran zu beteiligen, an ihrer Situation etwas zu verändern.

3.1 Anforderungen im Lehrerberuf

Wie jeder Beruf bringt auch die Arbeit als Lehrer bestimmte Anforderungen mit sich. Rolf van Dick (2006, S.23) versteht unter Belastung „...alle von außen auf das Individuum einwirkenden Anforderungen (z.B. Schwierigkeiten mit Eltern, Schülern, Behörden, zu große Klassen, Mobbing durch Schulleitung oder Kollegen)..."

Hier werden die wesentlichen Parteien genannt, die einen gewissen Anspruch an den Lehrer stellen. Die Schüler, die die Hauptklientel des Lehrers sind und von ihm Wissen vermittelt bekommen. Die Eltern, die einen Blick darauf werfen, ob diese Wissensvermittlung ihren Vorstellungen entsprechend abläuft und Mitspracherecht, aber auch Ratschläge erwarten. Neben dem Kollegium, mit welchem kooperiert werden sollte, sind natürlich ebenso das Kultusministerium, die Schulleitung und die Öffentlichkeit zu nennen, die sich für den reibungslosen Schulablauf einsetzen und evtl. auch einen gewissen Druck aufbauen (Barth, 1992).

Rudow (1994, S. 42) nimmt hier noch die Unterscheidung zwischen objektiver und subjektiver Belastung vor. „Unter objektiver Belastung sind alle diejenigen Faktoren in der (pädagogischen) Tätigkeit zu verstehen, die unabhängig vom Individuum (Lehrer) existieren und potentiell Beanspruchungen hervorrufen." Sie ergeben sich aus den Arbeitsaufgaben des Lehrers und den Bedingungen, unter denen diese stattfinden.

Bei der subjektiven Belastung, die er auch psychische Belastung nennt, spricht er von einer Wiederspiegelung der objektiven Faktoren unter Berücksichtigung der individuellen Handlungsvoraussetzungen (Berufserfahrung, Einstellungen, emotionale Stabilität, körperliche Leistungsfähigkeit usw.). Hier bezieht er die Bewertung dieser Belastungsfaktoren durch den Betroffenen mit ein. Anhand der eigenen Bedürfnisse und deren Realisierungsmöglichkeit entsteht dann die subjektive Relevanz für die einzelne Person. Je größer die Diskrepanz zwischen den Bedürfnissen und der Realisierung dieser ausfällt, desto bedeutsamer fällt auch die Belastung für das Individuum aus, da diese der Bedürfnisbefriedigung im Weg steht (ebd.).

U. Schaarschmidt (2005) bezeichnet den Beruf des Lehrers als eine Tätigkeit mit hoher psychosozialer Beanspruchung, die sich durch den stetigen Kontakt mit anderen Menschen auszeichnet und ein hohes Maß an Verantwortung für diese mit sich bringt. Er bringt hiermit zur Sprache, auf welche Art und Weise der Lehrer in seinem Beruf gefordert wird - nämlich vor allem psychosozial.

Es geht also bei der Erfassung der Arbeitsbedingungen im Schuldienst neben den objektiven Bedingungen auch immer um die psychische Wirkung, die diese ausüben (Heitzmann, Kieschke, Schaarschmidt, 2007). In welcher Art und Weise fühlen sich Lehrer von den Bedingungen beeinträchtigt?

Schaarschmidt ist in seiner Studie zur Lehrergesundheit auf drei Hauptbelastungspunkte von Lehrern gestoßen. Neben diesen - der Wochenarbeitszeit, der Klassenstärke und dem Verhalten schwieriger Schüler - wird im Folgenden auch noch auf weitere Faktoren eingegangen, die sich als hohe Anforderungen im Lehrerberuf erwiesen haben (Ksienzyk & Schaarschmidt, 2005).

Wochenarbeitszeit:

Einen wesentlichen Blick werfen Schaarschmidt und Kollegen auf die Wochenarbeitszeit, die Lehrkräfte leisten müssen. Geht man dem weit verbreiteten Gerücht zufolge von einem Halbtagsjob aus (Rothland & Terhart, 2007), bliebe letztendlich sehr viel Zeit für andere Belange. Eine Analyse mittels eines Lehrertagebuches ergab allerdings ein ganz anderes Bild.

Neben der tatsächlichen Arbeit in der Schule, die 30,3 Stunden einnimmt, kommen auch noch 15,2 Stunden Heimarbeit zur Vor- oder Nachbereitung und 3,7 Stunden für Veranstaltungen wie Elternabende, Fortbildungen und Ähnlichem hinzu. Letztendlich kommt eine durchschnittliche Wochenarbeitszeit von 49,2 Stunden zusammen, die sehr wenig Zeit für Erholung und familiäre Interessen lässt (Heitzmann, Kieschke & Schaarschmidt., 2007).

Dass sich das eben genannte Gerücht über die Halbtagsjobber so vehement hält, muss damit zusammenhängen, dass nur die tatsächlich in der Schule stattfindenden Stunden berücksichtigt werden. Zudem wird den Lehrern auch häufig die Vielzahl an Ferientagen vorgehalten. Rothland und Terhart (2007) sprechen in diesem Zusammenhang vom Problem der nicht ausreichend geregelten Arbeitszeit. Die vertraglich festgelegte Stundenzahl bezieht sich lediglich auf die, in der Schule abzuleistende Unterrichtszeit. Inwieweit Lehrkräfte darüber hinaus für ihren Beruf tätig sind, bleibt jedem selbst überlassen.

Die psychische Wirkung der Arbeitszeit berücksichtigend kommt Schaarschmidt mittels eines Befindlichkeitschecks zu dem Schluss, dass negative Emotionen und das Energiedefizit im Laufe des Tages und gegen Wochenende zunehmen, und dann am Abend und am Samstag oder Sonntag jeweils wieder sinken. Parallel zu dieser Entwicklung sinkt dann auch die Aufgeschlossenheit des Lehrers, wobei bei dem aktuellen Kompetenzerleben kaum Veränderungen festgestellt wurden (ebd.).

Die Wochenarbeitszeit stellt demnach eine Anforderung dar, die sich unmittelbar auf das psychische Wohlbefinden von Lehrkräften auswirkt. Deutlich wird dieser Zusammenhang besonders dadurch, dass sich die eben genannten Parameter außerhalb der Arbeitszeit wesentlich verbessern.

Man könnte an dieser Stelle die Vermutung anstellen, dass diese Beobachtung sich sicherlich auf viele andere Berufe mit hoher psychosozialer Anforderung übertragen ließe. Dem setzt Schaarschmidt (ebd.) allerdings eine Stichprobe an einer Vergleichsgruppe mit ähnlichen Anforderungen in diesem Bereich entgegen. Die Ergebnisse dieses Vergleichs zeigen, dass hier vor allem im Energiedefizit und der nachlassenden Aufgeschlossenheit nicht so hohe Werte festgestellt werden konnten wie in der Lehrerschaft.

Diese Untersuchungen unterstreichen die Wichtigkeit von verfügbaren Auszeiten im Lehrerberuf, um erneut Kraft zu schöpfen.

Hillert und Kollegen (1999) verweisen zudem auf die in ihren Befragungen häufig genannte Doppelbelastung von weiblichen Lehrkräften, denen neben dem Zeitfaktor Schule auch im Heimbereich noch einige Stunden Arbeit begegnen, die verrichtet werden müssen.

Klassenstärke und Schulgröße

Eine Untersuchung zur Klassengröße als Belastungsfaktor ergab, dass das Unterrichten in großen Klassen (>24 Schüler) als elementar belastend empfunden wird. Es wurden in diesem Zusammenhang 15 Arbeitsbedingungen, wie z.B. das Unterrichten selbst, Gespräche mit Eltern, Klima im Kollegium, Verhalten der Schulleitung und räumliche Bedingungen abgefragt. Alle diese Bedingungen wurden von Lehrern, die große Klassen zu unterrichten hatten, als weniger günstig beurteilt (ebd.).

Auch die Schulgröße zeigt einen ähnlichen Belastungseffekt wie die Klassengröße. Hier wird unterschieden zwischen kleinen Schulen (5-10 Lehrer), mittelgroßen Schulen (12-57 Lehrer) und großen Schulen (58-155 Lehrer). Auch hier wurden die eben genannten Arbeitsbedingungen insgesamt als schlechter beurteilt, wenn in einer großen Schule unterrichtet wurde. Am günstigsten fiel die Bewertung von Lehrern der kleinsten Schulform aus, welche zudem auch die größte Motivation ihrer Arbeit gegenüber zeigten (ebd.).

Rudow (2004) verweist hier auf Erkenntnisse der Organisationspsychologie, wonach es in Großorganisationen zu vermehrt auftretenden Belastungen kommt.

Verhalten schwieriger Schüler

Die Befragungen Schaarschmidts ergaben, dass vor allem auch das Verhalten schwieriger Schüler die Kräfte der Lehrer und Lehrerinnen beanspruchen. Hier ist unter anderem die Rede von Desinteresse, Unruhe und schlechtem Benehmen (Ksienzyk & Schaarschmidt, 2005).

Die Freiburger Schulstudie der Universitätsklinik Freiburg unter der Leitung von Joachim Bauer untersuchte an 949 Lehrkräften aus Hauptschulen und Gymnasien ebenfalls krankmachende Faktoren des Lehrerberufs. Auch hier wurde den Größen Lehrer-/Schülerverhältnis und Lehrer-/Elternverhältnis besondere Beachtung geschenkt, da diese unter bestimmten Voraussetzungen als besonders belastend empfunden wurden. In den Fragebögen war die Rede von Bedrohungen und Aggressionen durch Schüler und Eltern, auf die, laut Bauer, in der Lehrerausbildung nicht genügend vorbereitet wird.

Eine besondere Schwere sieht Bauer in dem Verausgaben der Lehrkräfte bei gleichzeitiger Abwesenheit von Anerkennung und sozialer Unterstützung durch Schulleitung und Kollegen (Unterbrink, Zimmermann, Pfeifer, Wirsching, Brähler, Bauer, 2008).

Aus dem Zusammenspiel dieser drei Hauptbelastungsfaktoren, ergibt sich eine Konstellation, die als besonders belastend empfunden werden kann (Ksienzyk & Schaarschmidt, 2005). Je größer die Klassen, desto eher haben Lehrkräfte mit verhaltensbedingten Störungen durch Schüler zu kämpfen, je mehr Wochenstunden sie leisten müssen, desto mehr sind sie diesen Umständen ausgesetzt, und umso seltener haben sie die Gelegenheit, sich von eben diesen Belastungen zu erholen.

Klima im Kollegium

In allen Aufzeichnungen zur Lehrergesundheit wird dem sozialen Gefüge unter den Lehrkräften einer Schule ein sehr hoher Stellenwert eingeräumt, da es sich wesentlich auf andere Bereiche auswirkt (Schaarschmidt, 2005; Van Dick, 2006; Hillert 2007). Je besser das Sozialklima bewertet wurde, desto besser fielen laut Schaarschmidt und Kollegen (2007) auch die Werte für die Emotionen, das eigene Kompetenzerleben und die gesamten anderen Arbeitsbedingungen aus.

Um auf die Frage zurückzukommen, warum einige Lehrer mit Belastungen umgehen können, andere hingegen krank werden, sieht Andreas Hillert (2007) den Unterschied ganz klar in dem Vorhandensein oder Fehlen eines unterstützenden Kollegiums. Soziale Unterstützung, welche ja bereits in 2.2.1 thematisiert wurde, geht laut Van Dick (2006) einher mit einem allgemein erhöhten Wohlbefinden und besserer Gesundheit und stellt demnach einen Puffereffekt dar.

Van Dick, Wagner und Christ (2004) sprechen bei der sozialen Unterstützung neben der Selbstwirksamkeitsüberzeugung von einem wesentlichen Merkmal, welches dafür sorgt, dass einige Lehrer eben nicht zur Resignation neigen. Für sie ist die Gefahr, an einem psychischen Leiden zu erkranken wesentlich kleiner.

Die tatsächlich zur Verfügung stehende soziale Unterstützung fällt im Lehrerberuf allerdings eher gering aus (Kretschmer, 2004; zitiert nach Rothland, 2011). In diesem Zusammenhang kann vor allem die Schulgröße abermals als Problem herangezogen werden. Je größer die Schule, desto weniger ist es möglich, soziale Beziehungen auszubauen, da alles viel anonymer abläuft (Heitzmann, et al., 2007).

Ausstattung

In diesem Punkt beziehen sich die Autoren auf technische Möglichkeiten, Arbeitsmittel und Räumlichkeiten, die den Lehrkräften zur Verfügung stehen. Es sind vor allem in dem Bereich der Rückzugsmöglichkeit für Lehrer und den damit verbundenen Pausen Mängel zu verzeichnen. Auch die Arbeitsmittel betreffend kam von rund der Hälfte der Befragten die Antwort, sie seien unzufrieden mit der derzeitigen Situation (Heitzmann, et al., 2007). Viele der Lehrkräfte, vor allem aus naturwissenschaftlichen Fächern, beklagen z.B. das Fehlen wichtiger Unterrichtsmaterialien (Rudow, 2004).

Fort- und Weiterbildung

Hier wurden Lehrer zu den Fort- und Weiterbildungsmöglichkeiten in den fachlichen, didaktischen und erzieherischen Bereichen sowie zur Belastungsbewältigung befragt. Während die Werte für das Fachliche mit 3.5 von einer 5-stufigen Skala noch relativ hoch lagen, wurden über das Didaktische und das Erzieherische bis zur Belastungsbewältigung immer niedrigere Werte festgestellt. Die Chance, sich im Bereich der Belastungsbewältigung fortzubilden lag lediglich bei 2,5 (ebd.).

Wenn man den Aspekt der Klassengröße mit einbezieht, kann man davon ausgehen, dass in Klassen mit einer Vielzahl von Schülern auch eine höhere erzieherische Kompetenz nötig ist. Zudem wäre es mit Sicherheit von Vorteil für die Lehrer, aber auch für die Schüler und die gesamte Schule, wenn die Lehrkräfte über ein besseres Belastungsmanagement verfügen würden. Vor allem vor dem Hintergrund der aufgeführten Belastungsbereiche.

Rudow (2004) räumt in diesem Punkt ebenfalls ein, dass es hier aber wesentlich auf die Einstellung des Lehrers ankomme. Fort- und Weiterbildungen könnten auch als zusätzliche Belastung zum Schulalltag bewertet werden.

Organisationsform der Schule

In diesem Punkt wurde von Schaarschmidt der Belastungsunterschied zwischen den Schulformen Ganztags- und Halbtagsschule untersucht. Hier nimmt er erneut das Lehrertagebuch zur Hilfe, da dieses von Lehrern beider Schulformen bearbeitet wurde.

Bei der Ganztagsschule gab es geringfügige Unterschiede darin, dass der Montag und der Donnerstag als etwas belastender angegeben wurden. Der Samstag hingegen fiel etwas niedriger in der Belastung aus als bei der Halbtagsschule. Insgesamt zeigte sich aber das Bild, dass man sich weder für die eine noch für die andere Organisationsform aussprechen könne, da belastungsmäßig keine signifikanten Unterschiede zu verzeichnen waren (Heitzmann, et al., 2007).

Öffentliches Ansehen

Es wurde bereits erwähnt, welche Parteien die wesentlichen Ansprüche an den Lehrer stellen, nämlich Schüler, Eltern, Kollegen und Schulleitung. Für viele Lehrer entsteht allerdings auch eine enorme Belastung aus dem vorherrschenden öffentlichen Bild des Lehrerberufes. Nicht selten werden sie dafür verantwortlich gemacht, dass eine ganze Generation von Schülern versagt und Defizite aufweist (Rudow, 2004). Daher soll an dieser Stelle das Ansehen des Lehrerberufs als weiterer Belastungspunkt hinzugefügt werden.

Galt der Lehrer früher noch als Autoritätsperson, der für die Wissensvermittlung zuständig war, so hat er heute viel mehr mit der Erziehung schwieriger Schüler zu kämpfen. Als Hauptprobleme nennen Hillert und Kollegen (1999) hier die veränderten Familienstrukturen, Gewalt unter Jugendlichen, die stetig steigende Anzahl ausländischer Schüler, Drogenmissbrauch und die zunehmende Perspektivlosigkeit.

Schaarschmidt (2005) schließt sich diesem Punkt an, indem er auf die Schwierigkeit hinweist, sozial schwierigen, lustlosen Schülern mit den unterschiedlichsten Voraussetzungen den schulischen Stoff angemessen zu vermitteln.

Sieht man sich das öffentliche Bild vom Lehrer genauer an, wird anhand einer von Rothland und Terhart (2007) herangezogenen Studie aus dem Jahr 2002 deutlich, dass diese Berufsgruppe als faul, freizeitliebend mit viel Ferienzeit angesehen wird. Doch der Beruf des Lehrers an sich gilt hingegen als sehr anspruchsvoll, und die wenigsten Befragten würden ihren Beruf gegen diese beanspruchende Tätigkeit tauschen wollen.

Die häufig geäußerte Kritik betrifft also nicht den Lehrerberuf selbst, sondern die ihn ausübenden Personen. Diese Sicht würde ja bedeuten, dass es einfach nur die falschen Menschen sind, die diesen Beruf wählen und ausüben.

3.2 Modell des Stressprozesses nach Rudow

Nachdem die einzelnen Belastungen, denen Lehrer häufig ausgesetzt sind, aufgeführt wurden, geht es nun darum, wie Lehrkräfte diese Anforderungen aufnehmen und für sich bewerten. Was führt letztendlich dazu, dass sie für manche Lehrer mit einem Gefühl von Stress enden? Wie bereits erwähnt, bezieht Rudow (1994) sich bei seinen Aufzeichnungen zum Lehrerstress auf das bekannte Stressmodell nach Lazarus. Es soll dazu dienen, den Ablauf des Stressempfindens besser nachvollziehen zu können und vor allem auch verschiedene Einflussfaktoren zu verstehen.

Im Modell des Lehrerstress (Abb.3.1) ist der Ablauf dieses Prozesses zu ersehen.

Beim Auftreten von Arbeitsbelastungen findet zunächst die primäre Bewertung statt. Wird die Belastung als Bedrohung wahrgenommen, wird sie zum Stressor, der bewältigt werden muss. Es wird dann anhand der sekundären Bewertung die Frage nach den vorhandenen Ressourcen gestellt, auf die der aktive Bewältigungsversuch folgt. Bei erfolgreicher Bewältigung des Stressors entsteht keinerlei Stressreaktion. Erst bei Nichtbewältigung der Belastung kommt für die Lehrkraft das Gefühl von Stress auf.

Als nächster Schritt folgt dann die Neubewertung der Situation, die bei erfolgreichem Handeln positiv ausfällt und zur Entspannung führt. Bei Nichtbewältigung wird die Lage weiterhin als belastend empfunden, und der eben genannte Ablauf der sekundären Bewältigung, der Ressourcenabfrage und der Bewältigung findet erneut statt (ebd.).

Als Beispiel sei hier eine typische Unterrichtssituation angeführt, in der eine unruhige Klasse zur Räson gerufen werden soll. Misslingt dieses, wird erneut geprüft, welche Mittel noch zur Verfügung stehen, um das gewünschte Ziel zu erreichen.

Stress kann laut Rudow (ebd.) einen chronischen Verlauf nehmen, wenn Bewältigungsversuche immer wieder von neuem fehlschlagen (ebd.).

Sein Modell zeigt aber noch weitere Pfeile und somit Zusammenhänge, die wichtig für das Verstehen von Lehrerstress sind und deshalb erklärt werden sollten.

Der Prozess der Bewältigung kann beispielsweise Einfluss auf die Bewertungen der Belastung nehmen, und akuter Stress kann diese Bewertung wiederum eher negativ ausfallen lassen, da der Lehrer in dem Moment angreifbarer ist (ebd.).

Außerdem führt Rudow (ebd.) das Tätigkeitsmerkmal des Lehrers an, welches Einfluss nehmen kann. Es kommt immer darauf an, welche Aufgabenbereiche der entsprechende Lehrer wahrzunehmen hat, und wie komplex diese gestaltet sind. Hat er die Möglichkeit, eigene Entscheidungen zu treffen, trägt er große Verantwortung oder kann er evtl. mit anderen kooperieren? Diese Tatsachen nehmen dann Einfluss auf die Arbeitsbelastung, auf den Stressor, aber auch auf die Bewertungen und die aktive Bewältigung.

Individuelle Persönlichkeitsmerkmale des Lehrers können ebenfalls die Bewertungen und die Bewältigung beeinflussen. Ist allerdings bereits chronischer Stress entstanden, kann dieser auch in umgekehrter Weise Einfluss auf die Merkmale der Persönlichkeit nehmen, indem die Einstellung zum Beruf verändert wird und bestimmte Persönlichkeitsmerkmale geschwächt werden können. Zudem hat jeder Lehrer auch außerhalb des Tätigkeitsfeldes ‚Schule' mit bestimmten Belastungen zu kämpfen, die zum einen durch chronischen

Stress verstärkt werden können, zum anderen aber auch anfälliger gegenüber schulischer Anforderung machen (ebd.).

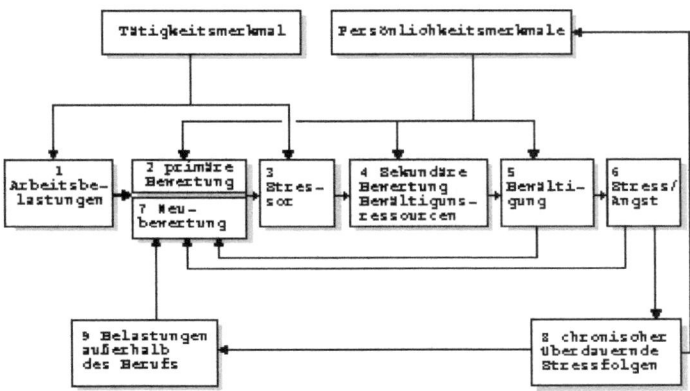

Abb. 3.1 Modell des Lehrerstress
(entnommen aus Rudow, 1994, S. 93)

Rudow stellt Stress also als einen Prozess dar, der von vielen verschiedenen Faktoren abhängt. Er geht nicht davon aus, dass Arbeitsleistungen von jedem gleich empfunden werden, und dass jeder gleich mit ihnen umgeht. Sogar innerhalb einer Person können hier Unterschiede aufgrund der gegenwärtigen Konstitution oder wegen vorheriger Erfahrungen entstehen.

Da laut Rudow die objektiven Belastungsfaktoren immer persönlichkeits- und situationsspezifisch wahrgenommen werden, ist es an dieser Stelle interessant, zu thematisieren, wie Lehrer anhand von Arbeitsstilen auf unterschiedliche Art und Weise mit alltäglichen Anforderungen umgehen. Diese verschiedenen Bewältigungsmuster hat Schaarschmidt anhand seiner bereits oben erwähnten Studie erarbeitet. Die Untersuchung wird im Folgenden kurz vorgestellt, um dann die daraus resultierenden Muster zu beschreiben und ihren Einfluss auf die Gesundheit zu beleuchten.

3.3 Studie arbeitsbezogenen Verhaltens und Erlebens

Insgesamt konnte nun das Bild verzeichnet werden, dass der Lehrerberuf eine Vielzahl von psychischen Belastungen mit sich bringt, die dem vorherrschenden Bild vom ‚faulen Lehrer‘ widersprechen. Allerdings sollte man den Beruf des Lehrers nicht automatisch mit dem Auftreten von psychischen Erkrankungen in Verbindung bringen, denn es gibt natürlich auch viele Lehrkräfte, die ihren Beruf ohne das Auftreten psychischer Krankheitssymptome ausüben (Schaarschmidt, 2005).

Die bereits erwähnte Studie von Schaarschmidt und Kollegen sollte Daten zur psychischen Gesundheit im Lehrerberuf liefern, indem unter anderem der Umgang mit Belastungen untersucht wurde. Sie soll Aufschluss darüber geben, ob die Auseinandersetzung mit den arbeitsbezogenen Anforderungen im Lehrerberuf gesundheitsriskant oder gesundheitsförderlich geschieht und warum einige Lehrer es so schwer haben, mit den Anforderungen im Lehrerberuf fertigzuwerden.

Hierfür wurden wieder Daten von 7693 Lehrern aus insgesamt 11 deutschen Bundesländern erhoben, die repräsentative Ergebnisse liefern sollten. Zudem wurden Menschen aus anderen Nationen und aus Berufen mit ebenfalls hoher sozialer Verantwortung und Beanspruchung hinzugezogen, um Vergleiche mit anderen Stichproben anstellen zu können.

Diagnostisch wurde mit dem AVEM (Arbeitsbezogenes Verhalten- und Erlebensmuster) vorgegangen. Die Teilnehmer erhielten einen Fragebogen mit insgesamt 66 Items, die sich auf Merkmale der Gesundheit bezogen und in 11 Dimensionen (siehe Abb. 3.2) aufgeteilt waren. Diese Dimensionen wurden den Bereichen Arbeitsengagement, Widerstandskraft gegenüber schwierigen Situationen und der emotionalen Lage entnommen (Schaarschmidt, 2005).

Mittels dieser Items soll ein Eindruck darüber gewonnen werden, welchen Stellenwert die Arbeit bei dem Betroffenen einnimmt, wie sehr er sich für diese engagiert, aber auch, ob er einen gesunden Abstand zu seiner Tätigkeit im Beruf aufbauen kann.

Es wird ein Blick darauf geworfen, wie Probleme und Herausforderungen angegangen werden und wie emotional auf diese reagiert wird.

Im Bereich der Emotionen geht es um die Einstellung dem Leben gegenüber. Ist ein stabiler Hintergrund gegeben, und wird die Berufstätigkeit als erfolgreich bewertet?

Hier kommt auch die soziale Unterstützung wieder zum Tragen, die ja bereits weiter oben als wichtiger Schutzfaktor gegenüber belastenden Situationen genannt wurde und aktiv zur psychischen Gesundheit beitragen kann.

Das Zusammenspiel all dieser abgefragten Bereiche dürfte dann ein Bild davon geben, wie ausgeglichen diese zueinander stehen (ebd.)

Anhand der Auswertung der einzelnen Items konnten Schaarschmidt und Kollegen bestimmte Verhaltensmuster erkennen, die nun im Einzelnen näher erklärt werden, um dann einen Bezug zur psychischen Gesundheit herzustellen. In Abb. 3.2 sind die einzelnen Muster dargestellt.

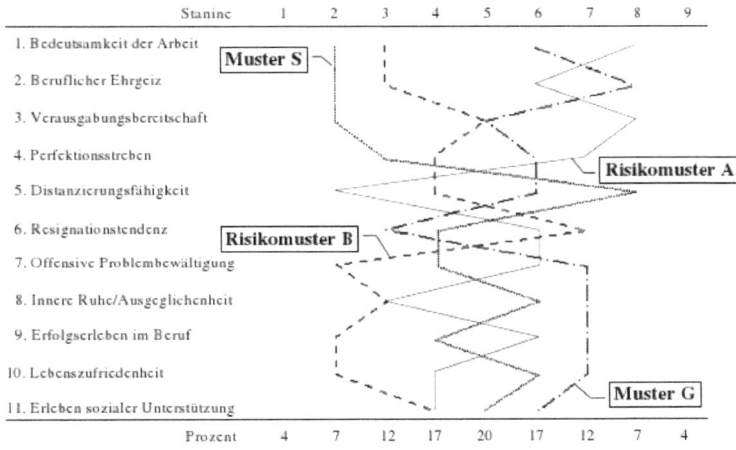

Abb. 3.2 Unterscheidung nach vier Bewältigungsmustern.
(entnommen aus Schaarschmidt , 2005, S. 24)

3.2.1 Beanspruchungsmuster nach Schaarschmidt

Muster G

Menschen mit diesem Muster zeigen laut Schaarschmidt (2007) einerseits ein hohes Maß an Engagement in ihrer Arbeit, sind aber andererseits in der Lage, sich von ihr zu distanzieren. Sie haben einen hohen beruflichen Ehrgeiz, streben aber nicht übermäßig nach Perfektion oder Verausgabung.

Die Widerstandskraft liegt hier ebenfalls im positiven Bereich. Menschen mit diesem Muster gehen Probleme offensiv an, statt in Resignation zu verfallen. Dabei fühlen sie sich innerlich ausgeglichen. Im emotionalen Bereich zeichnet sich dieses Muster durch eine hohe Lebenszufriedenheit aus. Es wird soziale Unterstützung und ein berufliches Erfolgserleben empfunden (Schaarschmidt, 2005).

Hier ist ein gutes Gleichgewicht zwischen Überforderung und Rückzug zu erkennen. Die Kräfte werden gezielt eingesetzt, wodurch Erfolgserlebnisse entstehen. Selbst bei Rückschlägen geben Menschen mit diesem Muster nicht auf, sondern gehen das Problem offensiv an. Da sie in der Lage sind, sich von der Arbeit zu distanzieren, finden sie auch immer wieder Auszeiten, die wichtig zur Regeneration der Kräfte sind.

Dass die Werte der sozialen Unterstützung so stark ausgeprägt sind, zeigt wieder, dass diese einen wesentlichen Aspekt in der Belastungsbewältigung darstellt.

Muster S

Menschen mit dem Muster S versuchen stets, sich von ihrer Arbeit zu distanzieren. Ihr beruflicher Ehrgeiz und das Perfektionsstreben sind nur gering ausgeprägt, und sie lassen ihrer Arbeit keine große Bedeutung zukommen (Schaarschmidt, 2005).

Sie weisen allerdings keine hohe Resignationstendenz auf, gehen Probleme relativ offensiv an und fühlen sich innerlich ruhig und ausgeglichen. Sie haben also eine recht hohe Widerstandfähigkeit gegenüber beruflichen Belastungen.

Auch ihre Lebenszufriedenheit zeigt eine recht gute Ausprägung, wogegen ihr Erfolgserleben eher gering ausfällt (ebd.). Sehr häufig ist dieses Muster an großen Schulen zu beobachten (Kieschke & Schaarschmidt, 2007).

Schaarschmidt verweist allerdings auf die Tatsache, dass ein solches Verhalten nicht unbedingt dazu führt, den Beruf des Lehrers erfolgreich auszuführen.

Anhand der oben aufgeführten Anforderungen, die an Lehrkräfte gestellt werden, wird deutlich dass ein gewisses Maß an Anstrengung zwingend erforderlich ist, um diesen gerecht zu werden (ebd.).

Risikomuster A

Bei diesem Muster ist die Bedeutsamkeit der Arbeit am höchsten von allen Mustern. Der Typ mit dem Risikomuster A ist zu hoher Verausgabung bereit und strebt sehr nach Perfektion, wobei die Distanzierung zur Arbeit überaus schwer fällt. Das Arbeitsengagement zeigt hier also eine hohe Ausprägung (Schaarschmidt, 2005).

Im Bereich des Widerstandes gegenüber Belastungen ist deutlich zu erkennen, dass dieser sehr gering ausfällt. Probleme werden zwar offensiv angegangen, es kommt aber letztendlich schnell zu einer Resignation, und der Betroffene empfindet eine innere Unruhe und Unausgeglichenheit.

Beim Erfolgserleben im Beruf zeigen sich zwar noch relativ hohe Werte, dagegen fallen die Lebenszufriedenheit und das Erleben sozialer Unterstützung gering aus (Schaarschmidt, 2005).

Schaarschmidt hat dieses Muster als Risikomuster benannt, denn es wird anhand der Auswertung deutlich, dass Betroffene sehr viel Kraft in ihre Arbeit stecken und es dabei schwer haben, Abstand zu dieser zu halten. Negative Erlebnisse und Emotionen nehmen überhand, und es ist kein Gegenpol oder Puffer durch eine allgemeine Zufriedenheit mit dem Leben oder durch soziale Unterstützung zu verzeichnen.

Risikomuster B

Menschen mit diesem Muster schreiben der Arbeit keine hohe Bedeutung zu. Ihnen fehlen der berufliche Ehrgeiz und das Streben nach Perfektion. Trotz dieser Einstellung fällt es ihnen aber schwer, eine Distanz zum beruflichen Geschehen herzustellen. Die Resignationstendenz fällt hier sehr hoch und im Gegensatz dazu die offensive Problembewältigung sehr niedrig aus. Hier ist also nur ein geringer Widerstand vorhanden (Schaarschmidt, 2005).

Durchgehend niedrige Werte sind im Bereich der Emotionen zu erkennen. Es wird kein Erfolg im Beruf, keine soziale Unterstützung und auch keine Lebenszufriedenheit empfunden. Auch bei diesem Muster spricht Schaarschmidt von einem Risikomuster (ebd.).

Der Betroffene empfindet insgesamt wenig Freude, weder im Beruf noch im Privaten. Beim Risikomuster A war es so, dass wenigstens noch Engagement im Beruf vorhanden war. Bei diesem Muster fehlen aber jegliches Interesse und jeglicher Ehrgeiz.

Häufig wird ein Übergang vom Risikomuster A zum Risikomuster B beobachtet (ebd.). Sozusagen vom Übereifer ohne Gegensteuerungsmöglichkeit zur Resignation.

Es ist generell selten, dass ein Mensch nur allein einem bestimmten Muster zuzuordnen ist. Eher sind Kombinationen von Mustern zu beobachten, wo dann der Fokus auf das Muster gelegt wird, das die stärkste Tendenz aufweist. Schaarschmidt (ebd.) erachtet diese Tatsache als wichtig, weil man bereits frühzeitig erkennen kann, wenn jemand von einem eher gesunden Musterverlauf zu einem Risikomuster übergeht.

3.2.2 Gesundheitsrelevanz der vier Bewältigungsmuster

Nachdem nun die Bewältigungsmuster nach Schaarschmidt erörtert wurden, stellt sich die Frage, wie sich diese Verhaltensweisen auf die Gesundheit von Lehrkräften auswirken können. Welche Muster unterstützen die Gesundheit, und bei welchem Musterverhalten ist eine gesundheitliche Beeinträchtigung zu erwarten?

Hierzu werden die eben ausführlich behandelten Muster nochmals kurz aufgeführt, um einen Bezug zur Lehrergesundheit ziehen zu können.

Bei dem **Muster G** wurde der Buchstabe G bewusst gewählt, da er für Gesundheit steht (Schaarschmidt, 2005). Alle Dimensionen zeigen ein ausgewogenes Verhältnis zueinander, wodurch eine hohe Zufriedenheit entsteht.

Zieht man die Verbindung zur Salutogenese und zum Stressmodell nach Lazarus, kann man bei Menschen mit diesem Muster davon ausgehen, dass sie häufig die Erfahrung machen, sich auf ihre Ressourcen verlassen zu können. Sie erkennen in ihrem Tun eine Regelmäßigkeit und einen Sinn, so dass sie Anforderungen gelassen entgegentreten können. Resultierend daraus entsteht für sie selten das Gefühl von Stress.

Das **Muster S** weist ebenfalls eine Art von effektivem Bewältigungsverhalten auf. Allerdings ganz anders als das Muster G, wo aktiv mit Anforderungen umgegangen wird. Hier hat Schaarschmdit (2005) den Buchstaben S für Schonung gewählt. Der Arbeit wird hier kein großer Stellenwert zugeschrieben und aufgrund der guten Fähigkeit, sich vom Beruf zu distanzieren, wird die Lebenszufriedenheit außerhalb der beruflichen Tätigkeit gefunden (ebd.). Stress und Anspannung entstehen also selten, da der eigene Arbeitsanspruch nicht sehr hoch ist und zudem im privaten Bereich ein gelungener Ausgleich gesehen wird.

Menschen mit dem **Risikomuster A** geben immer alles und sie verausgaben sich im Beruf, ohne einen Ausgleich zu schaffen. Außerdem verspüren sie eine starke innere Unruhe und Unausgeglichenheit, von der eine ständige Anspannung ausgeht.
Schaarschmidt und Kieschke (2007) nennen hier den Begriff der Selbstüberforderung und räumen ein, dass ein solcher Kraftaufwand nicht von Dauer sein kann und letztendlich eine Gesundheitsgefährdung bedeuten würde.
Außerdem gehen sie auf das Phänomen der Gratifikationskrise ein. „Sein Kennzeichen ist die Kombination von großem Arbeitseinsatz und ausbleibendem Erleben von Anerkennung, wovon stärkere pathogene Wirkungen, u.a. ein Herz-Kreislauf-Risiko, auszugehen scheinen." (Schaarschmidt, 2005, S. 26).
Bei diesen Risikomustern ist außerdem aufgefallen, dass Verausgabung nicht nur von Montag bis Freitag stattfindet, sondern im Hinblick auf die Wochenarbeitszeit sehr viel Arbeit am Wochenende erledigt wird. Dieses Verhalten halten Schaarschmidt und Kieschke (2007) für absolut bedenklich, da so kaum Zeit zur Erholung bleibt.

Das **Risikomuster B** ist gekennzeichnet durch wenig berufliches Engagement, geringe Widerstandfähigkeit und negative Emotionen.
Schaarschmidt bringt es vor allem in den Zusammenhang mit dem Auftreten des Burnout-Syndroms, auf das später noch detaillierter eingegangen wird. „Die Verhaltens- und Erlebensbesonderheiten, die sich in einem deutlich ausgeprägten AVEM-Muster B zeigen,

dürften den Symptomen des Burnouts im fortgeschrittenen Stadium des Burnout entsprechen." (ebd., 2005, S.27)

Häufig kommt es auch nach der Überforderung im Risikomuster A zu einem Übergang ins Risikomuster B. Die Überforderung setzt sich fort, es kommt allerdings das Gefühl der Erschöpfung und der Resignation hinzu. (Schaarschmidt & Kieschke, 2007).

Resultierend aus den bisherigen Aussagen ist festzuhalten, dass es im Wesentlichen auf die Bewältigungsmechanismen und somit auf den Umgang mit Belastungen im Lehrerberuf ankommt. Es treten zwar sehr viele belastende Situationen auf, die Reaktion auf diese kann aber sehr unterschiedlich ausfallen. Aus diesem Grund entwickelt auch nicht jeder Betroffene Krankheitssymptome. Hillert, Maasche, Kretschmer, Ehrig, Schmitz und Fichter (1999) merken deshalb an, dass der Beruf des Lehrers nicht automatisch das Risiko von psychischen Problemen birgt.

An dieser Stelle soll auch nochmals kurz Bezug zur Selbstwirksamkeitserwartung und zur sozialen Unterstützung genommen werden. Beiden bereits erwähnten Ressourcen wird in der Literatur immer wieder große Beachtung geschenkt, da sie vor allem im Lehrerberuf ein großes Potential als Schutz vor psychischen Erkrankungen bieten (Schmitz, Schwarzer, 2002; Schwarzer Jerusalem, 2002)

4. Folgen für die psychische Gesundheit von Lehrkräften

In diesem Abschnitt soll festgestellt werden, welche Folgen es nach sich zieht, wenn Lehrkräfte dauerhaft unter belastenden Voraussetzungen tätig sind.

Über die im Lehrerberuf oft auftretende Frühpensionierung, aber auch über das Phänomen der inneren Kündigung soll ein Zugang zu den dafür verantwortlichen Erkrankungen gefunden werden. Welche Symptome und Störungen führen dazu, dass Lehrkräfte vorzeitig aus ihrem Beruf austreten müssen?

Hierzu werden vor allem Daten einer repräsentativen Studie an 7103 Lehrkräften von Weber und Kollegen genutzt. Aber auch die Erfahrungen Hillerts aus einer psychosomatischen Klinik sollen als Ergänzung betrachtet werden.

Daran anschließend wird dieses Kapitel drei der häufigsten Diagnosen im Lehrerberuf detailliert beschreiben, um die bisher erfolgten Ergebnisse zu einem Abschluss zu bringen.

4.1 Frühpensionierung aufgrund von Dienstunfähigkeit

Eine in der Literatur häufig genannte Folge von Stress und überhöhter Belastung im Lehrerberuf ist der Schritt in die Frühpensionierung wegen Dienstunfähigkeit (Hillert, Maasche, Kretschmer, Ehring, Fichter, 1999; Van Dick, 2006).

Beamte gelten nach dem § 26 Abs. 1 BRRG als dienstunfähig, „wenn sie wegen ihres körperlichen Zustands oder aus gesundheitlichen Gründen zur Erfüllung ihrer Dienstpflichten dauernd unfähig (dienstunfähig) sind." Ebenso kann als dienstunfähig eingestuft werden, wer innerhalb von sechs Monaten insgesamt drei Monate keinen Dienst leisten konnte und auch innerhalb einer gewissen Frist diesbezüglich nicht wieder voll im Stande ist (Beamtenstatusgesetz– BeamtStG).

Van Dick (2006) stellt Daten von 1995 vor, wo 48,6% aller ausscheidenden Lehrer im Schnitt 10 Jahre vor der Regelalterszeit aus Dienstunfähigkeitsgründen in Pension gingen.

Laut statistischem Bundesamt Deutschland (2008) war die Zahl der frühzeitigen Pensionierungen bis ins Jahr 2000 kontinuierlich auf 64% gestiegen. Erst ab 2001, als es Abschläge bei dem frühzeitigen Ausscheiden aus dem Beruf wegen Dienstunfähigkeit gab, ging der Trend in eine andere Richtung. 2006 waren es dann lediglich 24% aller Berufsausscheider, die aufgrund von Dienstunfähigkeit gingen. Gestiegen ist hingegen der Anteil jener, die die Möglichkeit der Altersteilzeit in Anspruch nehmen. Hierdurch ist die Möglichkeit gegeben, aus dem Schuldienst auszuscheiden, bevor die Regelaltersgrenze erreicht wurde.

Schlussfolgernd ist es so, dass die Frühpensionierung aufgrund von Dienstunfähigkeit rückläufig ist. Allerdings kann man annehmen, dass die neu eingeführten Abzüge der Grund für diese zunächst positiv wirkende Entwicklung sind. Die gehäufte Nutzung der Altersteilzeit zeigt aber weiterhin das Bestreben, vorzeitig aus dem Berufsleben als Lehrkraft auszuscheiden. Es ist also keine Verbesserung der Umstände erfolgt, sondern lediglich der Weg in die Dienstunfähigkeit erschwert worden, sodass mit der Altersteilzeit nun häufig ein anderer Weg eingeschlagen wird.

Neuere Zahlen des statistischen Bundesamtes (2011) zeigen im Jahr 2010 ein erneutes Sinken der Frühpensionierungen wegen Dienstunfähigkeit auf 21%. Diese Zahl markiert den Tiefststand seit der ersten statistischen Erhebung zu diesem Sachverhalt. Begründet werden die zuvor hohen Zahlen nun mit den zahlreichen Einstellungen von Lehrkräften in den 60er oder 70er Jahren.

4.2 innere Kündigung

Lehrer haben alltäglich mit einer Vielzahl von Menschen zu tun, die Anforderungen an sie stellen. Kommt das Gefühl auf, diesen nicht mehr gerecht zu werden und nur noch Leistung zu erbringen, die von anderen nicht gesehen, geschweige denn anerkannt werden, kann die Frage entstehen, wofür man die ganze Kraft aufwendet und ob es sich weiterhin lohnt. Siegrist (1996, S.97) spricht hier von einem „...Missverhältnis zwischen (hoher) erbrachter Arbeitsleistung und (vergleichsweise niedriger) erhaltener Belohnung..." und betitelt dies als Gratifikationskrise, welche weiter oben bereits kurz aufgegriffen wurde.

Eine Befragung Hillerts (1999) ergab, dass Lehrer die Möglichkeit, an ihrer Situation aufgrund von Eigeninitiative etwas ändern zu können, häufig nicht sehen. Sie fühlen sich den Umständen ausgeliefert. Häufig ist es dann der Fall, dass Lehrer und Lehrerinnen ihren Beruf weiterhin ausüben, ohne wirklich hinter dem zu stehen, was sie tun. Bauer (2004) ist in der Freiburger Studie zur Lehrergesundheit zu dem Ergebnis gekommen, dass 37% der knapp 1000 befragten Lehrkräfte in ihrem Beruf nicht über das Pflichtmaß hinaus tätig sind.

Der Unterschied der sogenannten inneren Kündigung im Gegensatz zur offiziellen Beendigung des Arbeitsverhältnisses besteht laut Jehle & Schmitz (2007) darin, dass der Betroffene zwar weiterhin zur Arbeit geht und dafür vom Arbeitgeber seine finanziellen Leistungen erhält, allerdings hat er innerlich bereits mit seinem Job abgeschlossen. Er bringt sich kaum noch ein, zeigt kein Engagement und keine Eigeninitiative mehr.

Lediglich die Leistungen, an die er vertraglich gebunden ist, erfüllt er weiterhin. Zu allem anderen sieht er sich aufgrund eines inneren psychologischen Vorgangs der Kündigung nicht mehr verpflichtet (ebd.).

Der Arbeitnehmer begibt sich also in eine passive Haltung seiner Arbeit gegenüber, die ihn vor einem Ungleichgewicht im psychologischen Vertrag mit dem Arbeitgeber schützen soll. Man geht davon aus, dass in der Arbeitswelt neben dem rechtlichen Arbeitsvertrag eben auch ein sogenannter psychologischer Vertrag zwischen Arbeitnehmer und Arbeitgeber abgeschlossen wird, der unter anderem Anerkennung, Mitbestimmung, Leistungsbereitschaft und Loyalität beinhaltet. Entsteht das Gefühl, dass die Komponenten dieses Vertrages vom Arbeitgeber nicht mehr gepflegt werden, so muss der Arbeitnehmer diese Leistungen seinerseits ebenfalls einstellen, um wieder ein Gleichgewicht zu empfinden, was dann einer inneren Kündigung gleich kommt (ebd.).

Diese inoffizielle Form der Kündigung zeigt also eine Schutzmöglichkeit, um ein Ungleichgewicht in Leistung und Anerkennung zu beheben und gibt das Gefühl, selbst Herr der Lage zu bleiben.

Gerade in einem sozialen Beruf wie dem des Lehrers kann eine innere Kündigung mit enormen Folgen einhergehen, denn vom Lehrpersonal wird ein hohes Maß an Einsatzbereitschaft gefordert, um Schülern, Eltern, Schulleitung und Kollegen gerecht zu werden. Die soziale Ader und die Authentizität, die man sich von Lehrerinnen und Lehrern verspricht, passt nicht zusammen mit dem Bild eines Menschen, der innerlich schon mit seiner Tätigkeit abgeschlossen hat und nur noch alles Unvermeidbare über sich ergehen lässt. Dieser sieht seine Tätigkeit dann nicht einmal mehr als Beruf, geschweige denn als Berufung.

4.3 Psychische Gesundheit von Lehrerinnen und Lehrern

Mittels der Studie von Schaarschmidt und Kollegen (2007) konnte festgestellt werden, dass der Anteil jener Lehrkräfte mit Gesundheitsmuster (Muster G mit 17%) in der Anzahl stark denen nachsteht, die eines der Risikomuster (Muster A u. B zu je 30%) zeigen, welche mit psychischen Erkrankungen in Verbindung gebracht werden.

Im Laufe der Berufsjahre konnte sogar eine Verschlechterung der Situation verzeichnet werden. Vor allem Frauen sind von diesem Trend betroffen, denn bei ihnen treten Risikomuster viel häufiger auf als bei ihren männlichen Kollegen, was evtl. auf den in 3.1 genannten Aspekt der Doppelbelastung zurückzuführen ist. Sogar Lehramtsstudierende weisen bereits einen hohen Anteil von A und B Mustern auf (Schaarschmidt, Kieschke, 2007).

Frauen scheinen also noch stärker von gesundheitsgefährdendem Belastungsmustern betroffen zu sein. Dass aber bereits bei Studenten ein so hoher Anteil an Risikomustern zu erkennen war, lässt keinen guten Verlauf vermuten, denn psychische Beeinträchtigungen wie Burn-out sind nach dem jetzigen Erkenntnisstand dieser Arbeit bei ihnen sehr wahrscheinlich.

In diesem Abschnitt sollen nun die Gründe für das frühzeitige Ausscheiden aus dem Beruf des Lehrers geklärt werden. Aufgrund der bisherigen Feststellungen kann davon ausgegangen werden, dass die aufgeführten Belastungen gewisse gesundheitliche Folgen nach sich ziehen, die Grund für den Schritt in die Frühpension darstellen.

Gründe für den Frühruhestand

Jehle und Schmitz (2007) beziehen sich in ihren Aufzeichnungen zu diesem Sachverhalt auf eine Untersuchung, die sie 1992 über vier Jahre durchführten. Es fanden Vergleiche zwischen 851 angestellten Lehrern und 56.355 Angestellten insgesamt statt, die verdeutlichen sollten, aufgrund welcher Erkrankungen Lehrkräfte erstmals vorzeitig aus dem Beruf scheiden. Aufgeführt wurden Krankheitsbilder wie 1. Neubildungen, 2. Endokrinopathien, Ernährungs- und Stoffwechselerkrankungen sowie Störungen im Immunsystem, 3. psychiatrische Erkrankungen, 4. Krankheiten des Nervensystems und der Sinnesorgane, 5. des Kreislaufsystems, 6. der Atemwege, 7. der Verdauungsorgane.

Die Tatsache, dass es sich in diesen Untersuchungen nicht um verbeamtete Lehrer handelt, halten die Autoren nicht für allzu relevant, da das Wesentliche der Vergleich zwischen den Berufsgruppen und den dort auszuführenden Tätigkeiten sei (ebd.).

Die Ergebnisse zeigten eindeutig, dass psychische Erkrankungen als Grund für die Frühpensionierung in beiden Gruppen Vorreiter sind (angestellte Lehrer 36% und Angestellte insgesamt 24%), und dass diese Erscheinung über die vier Jahre sogar zugenommen hat. Allerdings überstieg die Gruppe der Lehrer die Vergleichsgruppe hier stets im Schnitt um ca. 12%. Gefolgt war diese Diagnose von somatischen Krankheiten des Skeletts, der Muskeln und des Bindegewebes und von Erkrankungen des Kreislaufsystems (ebenda).

Dieser Trend setzte sich nachfolgenden Studien zur Lehrergesundheit zufolge fort. Die bereits erwähnte Untersuchung der Universität Erlangen, die von 1996 bis 1999 von Weber und Kollegen an ca. 1000 Lehrkräften durchgeführt wurde, zeigte, dass der Anteil psychischer Krankheiten mit 52% nochmals höher lag. Eine weitere Erkenntnis war, dass weibliche Lehrkräfte mit 56% häufiger von solchen Erkrankungen betroffen waren als ihre männlichen Kollegen mit 47%.

Zudem wurde eine weitere Aufteilung der psychischen Beschwerden vorgenommen, indem geschaut wurde, welche einzelnen Leiden bei den Lehrkräften am häufigsten festgestellt wurden (Weber, A., Welte, D. u. Lederer, P. 2004).

Abb. 3.2 macht deutlich, dass Depressionen mit 36% eindeutig am häufigsten auftraten, gefolgt vom Burnout-Syndrom mit 16% und Belastungs-/Anpassungsstörungen mit 10%.

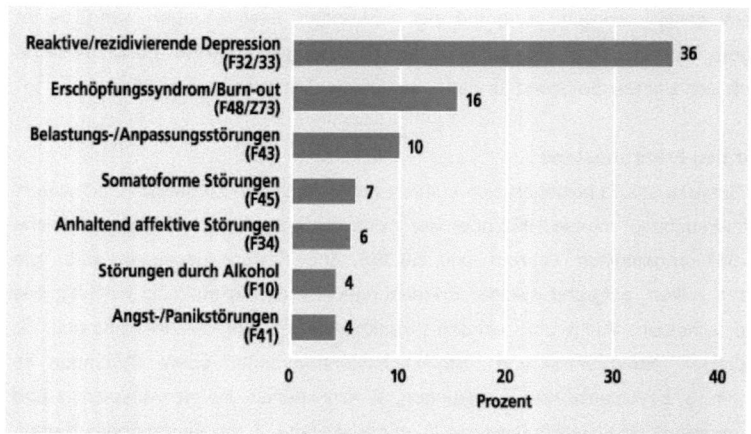

Abb. 3.2: Hauptdiagnose „Psyche" (F-ICD10) bei dienstunfähigen Lehrkräften (n=2855).
(entnommen aus Weber, Weltle u. Lederer, 2004. http://www.aerzteblatt.de/callback/image.asp?id=7840, Graphik 3. Zugriff am [23.03.2012])

Andreas Hillert (1999) führte zwischen Mai und November 1998 in seiner Klinik für psychosomatische Erkrankungen zu diesem Sachverhalt ebenfalls Befragungen durch, die zeigen sollten, aufgrund welcher Erkrankungen Lehrer besonders häufig stationär aufgenommen wurden. Im Endeffekt zeigte sich ein ähnliches Bild wie das der oben genannten Studie. Die Hauptdiagnose für die Einweisung stellte mit 35% die Depression dar, ebenso wurde der Tinnitus mit einer Häufigkeit von 35% festgestellt, welcher allerdings bei den meisten Patienten gemeinsam mit einer Depression auftrat. Gefolgt wurden diese Krankheitsbilder von somatoformen Störungen mit 13% und Angst- und Panikstörungen mit 12%.

Auch bei dieser Untersuchung ging es um den Zusammenhang zwischen Belastungen im Lehrerberuf. Eine Befragung der Erkrankten ergab, dass die Mehrzahl die beruflichen Belastungen für ihre Beschwerden verantwortlich machen. Lehrerinnen und Lehrer setzen die berufliche Anforderung in etwa den privaten Anforderungen gleich, da die häufig von einer Doppelbelastung in diesen beiden Bereichen betroffen sind (ebd.).

Im Jahr 2005 wurde erneut ein Blick auf die stationären Aufnahmen von psychosomatisch erkrankten Lehrkräften in der besagten Klinik geworfen. Die Behandlung von depressiven Lehrerinnen und Lehrern war auf 69% gestiegen, gefolgt von somatoformen Störungen mit 9%, und Angststörungen mit 7% (Hillert, 2007).

Anhand dieser Untersuchungen wird deutlich, dass psychische Diagnosen den Hauptgrund für das vorzeitige Ausscheiden aus dem Lehrerberuf einnehmen und dass sich im Laufe der Jahre sogar eher eine Verschlechterung dieser Situation abzeichnen konnte.

Im Folgenden sollen nun die drei häufigsten Leiden näher beschrieben werden, um ein besseres Verständnis für die oben genannten Aussagen zu bekommen. Hierzu wird auf die Daten der Studie von Weber und Kollegen zurückgegriffen, da diese anhand einer repräsentativen Stichprobe gewonnen wurden.

4.3.1 Rezidivierende Depression

Um auf das am häufigsten bei Lehrkräften auftretende Krankheitsbild, die rezidivierende Depression, einzugehen, wird zunächst anhand des ICD-10, dem internationalen Klassifikationssystem für psychische Störungen, das allgemeine diagnostische Bild der depressiven Episode (F32) dargestellt, da dieses den Grundstein in der Symptomatik legt. Anschließend werden dann die Besonderheiten der rezidivierenden Depressiven Störung (F33) herausgearbeitet.

F32 depressive Episode

Die depressive Episode wird in die Diagnoseschlüssel leichte Episode (F32.0), mittelgradige Episode (F32.1), schwere Episode ohne psychotische Symptome (F32.2) und schwere Episode mit psychotischen Symptomen (F32.3) eingeteilt (Dilling, Mombour, Schmidt, 2011).

Die Hauptsymptome einer depressiven Episode sind 1. die depressive Stimmung, 2. Interessen- und Freudverlust, sowie 3. starke Ermüdbarkeit. Zudem können meist zwei von sieben weiteren Symptomen, wie Konzentrationsstörungen, Selbstwertprobleme, Gefühl der Wertlosigkeit, negative Zukunftsgedanken, Schlafstörungen, verminderter Appetit oder Selbstverletzung bis hin zum Suizid beobachtet werden.

Anhand der Anzahl dieser Symptome kann dann der Schweregrad der Störung festgelegt werden. (ebd.)

F32.0 leichte depressive Episode

Die diagnostischen Leitlinien des ICD-10 geben vor, dass bei der Diagnosestellung der leichten depressiven Episode mindestens zwei der drei Hauptsymptome und zusätzlich mindestens zwei der weiteren Symptome feststellbar sein müssen.

Keines dieser Symptome zeigt dabei eine besondere Ausprägung, und die Symptomatik muss eine Dauer von mindestens zwei Wochen aufweisen.

Der Betroffene ist durch seine Symptomatik zwar nicht gezwungen, seine beruflichen und sozialen Aktivitäten aufzugeben, es fällt ihm aber schwer, ihnen wie gewohnt nachzugehen (ebd.)

F32.1 mittelgradige depressive Episode

Hier müssen auch mindestens zwei der drei Hauptsymptome und zudem drei oder besser vier weitere Symptome vorhanden sein. Entweder sind einige Symptome besonders ausgeprägt, oder es ist eine breite Symptom-Palette vorzuweisen.

Auch hier muss die Mindestdauer zwei Wochen betragen. Die alltäglichen Aktivitäten des Patienten können nur unter größter Anstrengung weiter ausgeübt werden (ebd.).

F32.2 schwere depressive Episode ohne psychotische Symptome

Um diese Diagnose stellen zu können, müssen alle drei Hauptsymptome und zudem mindestens vier der übrigen Symptome vorhanden sein. Diese sind vor allem als ein gemindertes Selbstwertgefühl, als Gefühl der Schuld und der Nutzlosigkeit, aber auch als Suizidneigung zu beobachten (ebd.).

Auch hier ist eine Symptomdauer von mindestens zwei Wochen angesetzt. Bei besonderer Schwere ist eine Diagnosestellung allerdings schon vorher gerechtfertigt. Das Erfüllen von beruflichen und sozialen Aktivitäten ist dem Betroffenen sehr wahrscheinlich nicht mehr möglich (ebd.).

F32.3 schwere depressive Episode mit psychotischen Symptomen

Die Kriterien für diese Diagnose sind von der Symptomatik her vorerst identisch mit denen von F32.2. Hinzu kommen allerdings Halluzinationen, die sich akustisch oder olfaktorisch äußern wie beispielsweise Wahnideen in Bezug auf bevorstehende Katastrophen oder das Auftreten eines depressiven Stupors (ebd.).

Erkranken Lehrkräfte häufiger als einmal an einer depressiven Episode, spricht man von einer rezidivierenden Depression, so wie sie auch in der Studie von Weber und Kollegen als häufigste Erkrankung im Lehrerberuf bezeichnet wurde. Im Folgenden wird diese Diagnose ebenfalls genauer erläutert.

F33 rezidivierende depressive Störung

Bei der rezidivierenden depressiven Störung kommt es zu immer wiederkehrenden depressiven Episoden, die durch eine vollkommene Genesung unterbrochen werden. Die Episoden haben meist eine Dauer von 3 bis 12 Monaten und werden durch belastende Ereignisse hervorgerufen (Dilling, Mombour, Schmidt, 2011).

Abzugrenzen ist die rezidivierende depressive Störung von der bipolaren Störung, wo es zudem Phasen der gehobenen Stimmung und einer gesteigerten Aktivität zu beobachten gibt.

Die diagnostischen Leitlinien dieser Störung orientieren sich an den Kriterien für die einzelnen Episoden, die oben genau beschrieben wurden. Weiter findet dann eine Einteilung anhand der Schwere der jeweilig auftretenden Episode statt, so dass folgende Diagnoseschlüssel zur Verfügung stehen (ebd.):

F33.0 rezidivierende depressive Störung, gegenwärtig leichte Episode;

F33.1 rezidivierende depressive Störung, gegenwärtig mittelgradige Episode;

F33.2 rezidivierende depressive Störung, gegenwärtig schwere Episode ohne psychische Symptome;

F33.3 rezidivierende depressive Störung, gegenwärtig schwere Episode mit psychischen Symptomen;

Bei der Diagnosestellung besteht die Bedingung, dass die Symptome für eine rezidivierende depressive Störung erfüllt werden und zur gegenwärtigen Schwere der Störung passen. Außerdem müssen mindestens zwei Episoden von zweiwöchiger Dauer aufgetreten sein, die durch mehrere symptomfreie Monate getrennt wurden (ebd.).

Die Depression gehört im Lehrerberuf zu den häufigsten psychischen Erkrankungen, aber auch die allgemeinen Prävalenzzahlen von depressiven Erkrankungen zeigen ein ähnliches Bild. Die Einjahresprävalenz der Depression beträgt 5-7%, und die mittlere Lebenszeitprävalenz liegt bei 16%. Dabei ist bei 80% aller Erkrankungen davon auszugehen, dass sie rezidivierend auftreten. Frauen sind in der Regel häufiger davon betroffen, an einer Depression zu erkranken (Hautzinger, Thies, 2009).

Ob man depressiv Erkrankten ihr Leiden äußerlich anmerkt, hängt laut Hillert (2007) zum einen vom Schweregrad der Erkrankung ab, zum anderen aber auch von den Normen, die eine Gesellschaft vorgibt sowie der Persönlichkeitsstruktur des Betroffenen. Obgleich psychische Erkrankungen aufgrund ihrer Häufigkeit eigentlich schon zur Normalität gehören könnten, ist es gesellschaftlich immer noch nicht akzeptiert, sie offen zu kommunizieren.

4.3.2 Burnout

Wird nochmals ein Blick auf die Belastungsmuster nach Schaarschmidt (2005) geworfen (siehe auch Kapitel 3.2.1), so wird vor allem eines dieser Muster als Risiko für das Burnout-Syndrom gesehen. Es handelt sich hierbei um das Risikomuster A, welches gekennzeichnet ist durch übermäßiges Engagement im Beruf mit vergleichsweise geringer Distanzierungsfähigkeit, die als Widerstandfähigkeit gegenüber Belastungen gelten würde, und einer relativ geringen Lebenszufriedenheit.

Viele weitere Autoren gehen ebenfalls von bestimmten Verhaltensmerkmalen aus, die ein Burnout begünstigen sollen. Es ist die Rede von Überengagement für die Arbeit oder die Klientel, hohe Begeisterung und ein gewisses Naivitäts- oder Idealistendenken dem Beruf gegenüber, das im weiteren Verlauf dann in Resignation, Rückzug, Gleichgültigkeit und eine negative Einstellung gegenüber der Arbeit umschlägt (Barth, 1992; Burisch, 2006; Freudenberger & North, 2003). Es werden zunächst sämtliche Kräfte mobilisiert, um gute Leistungen zu erbringen, was aber letztendlich ins Gegenteil umschlägt – nämlich in den völligen Kraftverlust.

Der typische Burnout-Patient brennt also für das, was er tut, bis seine Kapazitäten erschöpft sind und er der Bezeichnung entsprechend ausbrennt.

Sehr zum Tragen kommt hier das ‚Helfen wollen' in bestimmten Berufsgruppen - vornehmlich aus dem sozialen Bereich, wo mit anderen Menschen und deren Anliegen gearbeitet wird (Barth, 1992).

Schmitz und Leidl (1999) haben allerdings anhand einer Studie festgestellt, dass nicht die anfängliche Begeisterung für die Arbeit und ein starkes Engagement zu einem späteren Ausbrennen führen, sondern allein die unrealistische Sicht auf den Beruf und auf die eigenen Möglichkeiten, die Welt verbessern zu können.

Beginnt man seine Tätigkeit unter diesen falschen Voraussetzungen, folgt eine Enttäuschung, die letztendlich in den Burnout-Prozess führt.

Der Begriff ‚Burnout' ist zurückzuführen auf Herbert Freudenberger, der dieses Syndrom als Folge einer Überforderung beschreibt. Der Betroffene empfindet eine Erschöpfung, die ihm jegliche Kraft und Bewältigungsmechanismen nimmt. Als Auslöser für diese Symptomatik gilt laut Freudenberger übermäßiger Stress, der sich auf das Verhalten und die Einstellungen des Betroffenen auswirkt. (Freudenberger & North, 2003).

Eine genaue, einschlägige Definition vom Burnout-Syndrom ist in der Fachliteratur nicht zu finden, vielmehr ist die Rede von einem Definitionsproblem, so dass sich die meisten Autoren auf Freudenbergers Niederschriften beziehen. (Burisch, 2006).

Zur Beschreibung der Symptomatik hat Burisch (ebd.) eine Übersicht mit sieben Kategorien erstellt, die die einzelnen Phasen des Syndroms beschreiben. Im Folgenenden sollen diese auszugartig vorgestellt werden. Burisch beginnt mit der Anfangsphase (1), in der zum einen die übermäßige Aktivität, das Gefühl der Unentbehrlichkeit und die Selbstaufgabe stehen, zum anderen aber auch die Ermüdung und die Unausgeglichenheit. Nach dieser folgt die Phase des reduzierten Engagements (2). Hier schlägt die anfängliche Euphorie um in z.B. negative Gefühle der Klientel, den Kollegen und der Arbeit gegenüber, Aufmerksamkeitsstörungen, Empathieverlust und Zynismus. Der Betroffene meidet seine Arbeit, erlaubt sich Fehlverhalten und konzentriert sich auf eigene Belange, da er das Gefühl verspürt, ausgenutzt zu werden. In der 3. Phase verfallen Betroffene häufig in eine depressive Stimmung, empfinden Hilflosigkeit, und verlieren ihre positive Einstellung. Ihr inneres Gefühl zeigen Sie in Form von Aggression, Ungeduld und einer allgemeinen Reizbarkeit. Phase 4 zeigt weiter einen umfassenden Abbau der Kognition, der Motivation, der kreativen Leistung und der Entdifferenzierung von Gefühlen und Eindrücken. Die 5. Phase bringt eine Verflachung im emotionalen, sozialen und geistigen Leben mit sich, während der Organismus in Phase 6 zunehmend mit psychosomatischen Symptomen, wie beispielsweise Schlafstörungen, Herzklopfen, Blutdruckerhöhung und Verdauungsstörungen reagiert. In der 7. Phase schließt Burischs Übersicht mit einer Hoffnungslosigkeit und einer existentiellen Verzweiflung des Patienten ab, in der Selbstmordabsichten häufig auftreten.

Gelegentlich kommt es bei der Beschreibung des Störungsbildes zu einer Verwechslung oder der Gleichstellung von Burnout und Depression. Hier nehmen Freudenberger und North (2003) allerdings eine ganz klare Stellung ein. Während Burnout meistens in einem Bereich – häufig dem Beruf – entsteht und auch beeinträchtigt, wirkt sich die Depression auf das gesamte Leben des Betroffenen aus. Der Burnout-Patient hat die Möglichkeit, außerhalb des Entstehungsfeldes einen Ausgleich zu finden, der depressive Patient hingegen empfindet an keinerlei Aktivitäten mehr Freude.

Häufig kommt es allerdings zu einer sekundären Depression, die sich aus einem Burnout heraus entwickelt, wenn der Patient zu lange Anstrengungen vornehmen musste, ohne sein gewünschtes Ziel zu erreichen oder eine Belohnung zu erfahren (ebd.)

Im ICD-10 gibt es für das Burnout-Syndrom, im Gegensatz zu den anderen genannten psychischen Störungen, noch keine genaue Eingliederung. Es ist lediglich unter der Zusatzkodierung Z73.0 („Probleme verbunden mit Schwierigkeiten bei der

Lebensbewältigung") aufgeführt. Es ist die Rede von dem „Ausgebranntsein" oder dem „Zustand völliger Erschöpfung" (Dilling, Mombour, Schmidt, 2011, S. 419).

Gemessen wird Burnout häufig anhand des, von Maslach und Jackson entwickelten, MBI (Maslach Burnout Invetory), bei dem die Betroffenen 22 Items anhand einer 7er Skalierung beantworten. Untersucht wird in den drei zentralen Dimensionen: emotionale Erschöpfung, Depersonalisation (den Klienten als Objekt wahrnehmend) und Ineffizienz-Leistung. Ergeben sich bei der Befragung hohe Werte in der emotionalen Erschöpfung und der Depersonalisation und niedrige Werte bei den Erfolgserlebnissen, so ist von einem Burnout-Syndrom auszugehen. Umgekehrt liegt bei niedrigen Ergebnissen in der emotionalen Erschöpfung und der Depersonalisation und hohen Werten im Erfolgserleben ein hohes Maß an Arbeitsidentifikation vor (Maslach, Leiter, 2001).

4.3.3 Belastungs- und Anpassungsstörung

Diese, bei Lehrkräften am dritthäufigsten auftretenden Störungsbilder, haben die Voraussetzung, dass sie aus einem belastenden Erlebnis heraus entstehen und ohne dieses nicht auftreten würden.

Diese Störungen können als eine „unangepasste Reaktion auf schwere oder kontinuierliche Belastung angesehen werden, als sie erfolgreiche Bewältigungsmechanismen verhindern und aus diesem Grunde zu einer Störung der sozialen Leistungsfähigkeit führen." (Dilling, Mombour &Schmidt, 2011, S.204).

F43.0 akute Belastungsreaktion

Dieses Störungsbild kann durch ein traumatisches Ereignis mit Gefahr für das eigene Wohl oder das nahe stehender Personen ausgelöst werden. Aber auch eine schlagartige Veränderung der sozialen oder beruflichen Umstände sowie Todesfälle können ursächlich sein.

Entscheidend für das Entstehen einer solchen Störung sind die individuelle Verwundbarkeit und die vorhandenen Bewältigungsstrategien (ebd.).

Es ist also von Mensch zu Mensch unterschiedlich, ob es nach belastenden Situationen zu einer akuten Belastungsreaktion kommt.

Nach den diagnostischen Leitlinien des ICD-10 tritt zunächst ein betäubter Zustand ein, der danach von Symptomen wie depressiver Stimmung, Furcht, Verzweiflung, Ärger, Rückzug oder gesteigerter Aktivität abgelöst wird.

Die Reaktion muss in unmittelbarem zeitlichen Abstand zum Erlebten auftreten und klingt in der Regel innerhalb weniger Stunden, spätestens weniger Tagen wieder ab (ebd.).

F43.1 posttraumatische Belastungsstörung

Wie die Bezeichnung bereits deutlich macht, handelt es sich hier um eine Reaktion, die verzögert zum belastenden Erlebnis auftritt. Als ursächliche Ereignisse gelten beispielweise katastrophale Ereignisse, die durch Naturereignisse oder durch Menschen verursacht wurden, aber auch Vergewaltigungen, Gewalt oder Ähnliches.

Die Diagnosestellung soll nur dann erfolgen, wenn die Störung innerhalb von sechs Monaten nach dem besagten Ereignis aufgetreten ist, oder wenn die Symptome sehr typisch ausfallen und zu keiner anderen Diagnose (Depression, Angststörung) passen.

Die Betroffenen fallen durch Tag- und Nachtträume immer wieder in die belastende Situation zurück. Zudem können ein emotionaler Rückzug, ein Abstumpfen der Gefühle und das Vermeiden von Gegebenheiten, welche die Erinnerung an die Situation fördern, auftreten (ebd.).

F43.2 Anpassungsstörung

Diese Störung tritt meist nach einer entscheidenden Veränderung im Leben, aufgrund der Bedrohung durch eine schwere körperliche Erkrankung oder nach einem belastenden Ereignis auf, und beeinträchtigt den Betroffenen in seiner Leistung und seiner sozialen Funktion. Das Leiden beginnt meist innerhalb von einem Monat nach dem Auftreten des Auslösers und bleibt im Allgemeinen nicht länger als sechs Monate bestehen.

Von ganz besonderer Bedeutung sind hier die persönliche Verfassung und die Verwundbarkeit gegenüber belastenden Situationen.

Laut dem ICD-10 sind die Betroffenen ängstlich, depressiv und fühlen sich handlungsunfähig. Das Abhandeln ihrer alltäglichen Aufgaben fällt ihnen schwer.

Die Diagnose wird 1. anhand des Inhalts und der Schwere der Symptomatik,

2. anhand der Persönlichkeit und der Krankheitsgeschichte des Betroffenen und

3. anhand der auslösenden Situation oder Krise gestellt. Das Vorhandensein des letzteren Kriteriums stellt bei der Diagnose eine absolute Bedingung dar.

Im Anschluss kann die Störung mit Hilfe einer fünften Stelle näher gekennzeichnet werden (F43.20-F43.29), indem die vorwiegenden Gefühle berücksichtigt werden. (ebd.).

Die meisten dieser beschriebenen Störungsbilder werden entweder durch belastende Situationen oder durch eine schleichende Erschöpfung hervorgerufen. Diese Tatsache kann auch Erklärung dafür sein, dass vor allem Lehrkräfte häufig betroffen sind. Denn wie in 3.1 beschrieben, stehen sie in ihrem Beruf sehr häufig vor belastenden Aufgaben, die sie viel Kraft kosten. Aber auch die Bewältigungsmechanismen kommen immer wieder zur

Sprache, was deutlich macht, wie elementar das Vorhandensein solcher Strategien ist. Sind sie ausgeprägt genug, ist es Betroffenen möglich, unversehrt aus belastenden Situationen herauszugehen.

5. Schlussbetrachtung

Bereits früh hat sich die Wissenschaft mit dem Phänomen Stress auseinandergesetzt. In dieser Arbeit dienen drei Stressmodelle als Grundlage für das weitere Vorgehen. Sie zeigen, dass sich der Blick auf Stress, aber auch auf die Gesundheit im Laufe der Zeit verändert hat. Es wird nicht mehr davon ausgegangen, dass jedes Individuum belastende Ereignisse gleichermaßen wahrnimmt und in gleicher Weise auf sie reagiert. Zudem wird nicht ausschließlich auf krankmachende Faktoren geschaut, sondern gesundheitsfördernde Einflüsse in den Mittelpunkt gehoben. Resultierend aus der Frage, ob belastende Situationen immer negative Auswirkungen nach sich ziehen, kommt diese Arbeit zu dem Ergebnis, dass es durchaus auch positive Effekte zu verzeichnen gibt. Nämlich dann, wenn solche Situationen anhand eigener Ressourcen bewältigt wurden. Es kommt also vornehmlich auf die Bewältigungsmechanismen an, mit der eine Person in eine Belastungssituation geht, und ob diese abschließend als wirksam beurteilt werden können. Einen besonderen Stellenwert nehmen in diesem Punkt die soziale Unterstützung und die Selbstwirksamkeitsüberzeugung ein, da sie effektiv zur Problemlösung beitragen und die Person im Hinblick auf Belastungssituationen stärken können.

Diese Arbeit hat zentral nach den alltäglichen Anforderungen von Lehrerinnen und Lehrern und deren individuellem Umgang mit diesen gefragt, um im Anschluss die Auswirkungen auf die Gesundheit von Lehrkräften zu klären.

Als Hauptbelastungspunkte zeigten sich die Wochenarbeitszeit, die wegen der zusätzlichen Heimarbeit meist bis zu 50 Stunden beträgt, die Klassenstärke bzw. die Schulgröße und das Verhalten schwieriger Schüler. Hinzu kommen zahlreiche andere Belastungsfaktoren, die in den Augen vieler Lehrer den Schulalltag erschweren.

Das Modell des Lehrerstresses von Rudow (1994) zeigt in seiner Anlehnung an das transaktionale Stressmodell deutlich, dass das Stresserleben als Prozess verstanden werden sollte, der durch vielerlei Faktoren beeinflussbar ist. Als wesentlich sieht Rudow ebenfalls die individuelle Bewertung der Situation an. Wie wird die Belastung eingeschätzt und mit welchen Mitteln kann sie bekämpft werden?

Der Umgang mit erhöhten Anforderungen im Lehrerberuf wird durch Schaarschmidt anhand seiner Beanspruchungsmuster thematisiert. Er beschreibt zwei Muster des gesunden Verhaltens und zwei Muster des ungesunden Verhaltens. Hierbei kommt es bedeutend auf die Einstellung gegenüber der Arbeit, die Distanzierungsfähigkeit zu ihr und die allgemeine Zufriedenheit im Beruf und im Leben an. Am gesündesten bleiben nach dieser Untersuchung jene Lehrkräfte, die Engagement für ihre Arbeit zeigen, sich im privaten Bereich aber eine gewisse Distanz zu dieser bewahren und Unterstützung durch Andere erfahren. Diese Personen zeichnet eine allgemein hohe Lebenszufriedenheit aus. Ungesund hingegen sind ein starkes Engagement, das keine Distanzierung zulässt, aber auch eine völlige Gleichgültigkeit, gekoppelt mit fehlender Distanzierung und fehlender sozialer Unterstützung, die beide letztendlich in eine allgemeine Unzufriedenheit führen.

Die gesundheitlichen Auswirkungen dieser Erkenntnisse beziehen sich vor allem darauf, dass der Beruf des Lehrers psychosozial als sehr anspruchsvoll anzusehen ist. Lehrer haben mit einer Vielzahl an belastenden Faktoren zu kämpfen, mit denen auf verschiedenste Weise umgegangen werden kann. Stehen demgegenüber nicht ausreichend Mittel zur Bewältigung, wird gehäuft der Stressprozess durchlaufen, der letztendlich chronische Leiden mit sich bringen kann.

Die vorliegenden Ergebnisse zeigen, dass Lehrer gehäuft unter psychischen Erkrankungen wie Depressionen, Burnout und Belastungs- bzw. Anpassungsstörungen leiden und deshalb oft verfrüht in den Ruhestand versetzt werden. Auch eine Änderung des Arbeitsverhaltens und der Arbeitseinstellung ist möglich, indem vornehmlich ein gesundheitlich bedenkliches Muster gezeigt wird.

Da es aber hauptsächlich auf die Bewältigungsstrategien des Lehrpersonals ankommt, kann festgestellt werden, dass diese Tatsache ein großes Potential zur Gesundheitsförderung bietet. Bekämen die Lehrer die Möglichkeit, sich ihrer Ressourcen bewusst zu werden und diese auszubauen, so könnte Negativentwicklungen vermutlich vorgebeugt werden.

Viele Autoren gehen mittels Untersuchungen und konkreten Angeboten bereits auf diesen Sachverhalt ein. Dieses in dieser Arbeit weiter auszuführen, würde allerdings den Rahmen sprengen. Dennoch soll es kurz Erwähnung finden.

6. Quellenangaben

Barth, A. (1992). *Burnout bei Lehrern*. Göttingen: Hogrefe Verlag für Psychologie

Beamtenstatusgesetz – BeamtStG. § 26 zur Dienstunfähigkeit. *http://www.buzer.de/gesetz/8252/a155337.htm*. Zugriff am [15.03.2012]

Dilling, H., Mombour, W. & Schmidt, M.H. (2011). *Internationale Klassifikation psychischer Störungen. ICD-10 Kapitel V (F) Klinisch diagnostische Leitlinien*. Bern: Verlag Hans Huber, Hogrefe Ag

Eppel, H. (2007*). Stress als Risiko und Chance. Grundlagen von Belastung, Bewältigung und Ressourcen*. Stuttgart: Kohlhammer GmbH

Freudenberger, H. & North, G. (2003). *Burn-out bei Frauen. Über das Gefühl des Ausgebranntseins*. Frankfurt: S. Fischer Verlag GmbH

Hautzinger, M. & Thies, Elisabeth. (2009). *Klinische Psychologie. Psychische Störungen.* Weinheim, Basel: Beltz Verlag

Heitzmann, B., Kieschke, U. & Schaarschmidt, U. (2007). Bedingungen der Lehrerarbeit. In Schaarschmidt, U. & Kieschke, U. (Hrsg.). *Gerüstet für den Schulalltag. Psychologische Unterstützungsangebote für Lehrerinnen und Lehrer.* (S.63-91). Weinheim, Basel: Beltz Verlag

Hillert, A. (2007). Psychische und psychosomatische Erkrankungen von Lehrerinnen und Lehrern – Konzepte, Diagnosen, Präventions-und Behandlungsansätze. In Rothland, M. (Hrsg.). *Belastung und Beanspruchung im Lehrerberuf – Modelle, Befunde, Interventionen.* (S. 140-159). Wiesbaden: GWV Fachverlage GmbH

Hillert, A., Maasche, B., Kretschmer, A., Ehrig, C., Schmitz, E. & Fichter, M. (1999). Psychosomatische Erkrankungen bei LehrerInnen. *PPmp Psychotherapie Psychosomatik medizinische Psychologie*, 49, 375-380

Jehle, P. & Schmitz, E. (2007). Innere Kündigung und vorzeitige Pensionierung von Lehrpersonen. In Rothland, M. (Hrsg.). *Belastung und Beanspruchung im Lehrerberuf.*

Modelle, Befunde, Interventionen. (S.160-184). Wiesbaden: VS Verlag für Sozialwissenschaften / GWV Fachverlage GmbH

Kienle, R. Knoll, N. & Renneberg, B. (2006) Soziale Ressourcen und Gesundheit: soziale Unterstützung und dyadisches Bewältigen. In Renneberg, B. & Hammelstein, P. (Hrsg.). *Gesundheitspsychologie.* (S.107-118). Heidelberg: Springer Medizin Verlag

Ksienzyk, B. & Schaarschmidt, U. (2005). Beanspruchung und schulische Arbeitsbedingungen. In Schaarschmidt, U. (Hrsg.). *Halbtagsjobber.* (S. 72-87). Weinheim, Basel: Beltz Verlag

Lazarus, R. (1990). Stress- und Stressbewältigung – Ein Paradigma. In Filipp, S. (Hrsg.). *Kritische Lebensereignisse.* (S. 198-229). München: Psychologie Verlags Union

Lazarus, R. & Launier, R. (1981). Stressbezogene Transaktionen zwischen Person und Umwelt. In Nitsch, J. (Hrsg.). *Stress – Theorien, Untersuchungen, Massnahmen.* (S. 213-258). Bern, Stuttgart, Wien: Verlag Hans Huber

Maslach, Ch. & Leiter, M. (2001). *Die Wahrheit über Burnout. Stress am Arbeitsplatz und was Sie dagegen tun können.* Wien: Springer-Verlag

Rothland, M. (2011). Aktivierung und Erleben sozialer Unterstützung. *Psychologie in Erziehung und Unterricht*, 4, 241-251

Rothland, M. (2007). Soziale Unterstützung – Bedeutung und Bedingungen im Berufsalltag von Lehrerinnen und Lehrern. In Rothland, M. (Hrsg.). *Belastung und Beanspruchung im Lehrerberuf. Modelle, Befunde, Interventionen.* (S. 249-266). Wiesbaden: GWV Fachverlage GmbH

Rothland, M. & Terhart, E. (2007). Beruf: Lehrer – Arbeitsplatz Schule. Charakteristika der Arbeitsfähigkeit und Bedingungen der Berufssituation. In Rothland, M. (Hrsg.). *Belastung und Beanspruchung im Lehrerberuf. Modelle, Befunde, Interventionen.* (S. 11-34). Wiesbaden: GWV Fachverlage GmbH

Rudow, B. (2004). *Das gesunde Unternehmen. Gesundheitsmanagement, Arbeitsschutz, Personalpflege.* München: Oldenburg Wissenschaftsverlag GmbH

Rudow, B. (1994). *Die Arbeit des Lehrers. Zur Psychologie der Lehrertätigkeit, Lehrerbelastung und Lehrergesundheit.* Bern: Verlag Hans Huber

Schaarschmidt, U. (2005). Potsdamer Lehrerstudie – Anliegen und Konzepte. In Schaarschmidt, U. (Hrsg.). *Halbtagsjobber.* (S.15-39). Weinheim, Basel: Beltz Verlag

Schaarschmidt, U. & Kieschke, U. (2007). Einführung und Überblick. In Schaarschmidt, U. & Kieschke, U. (Hrsg). *.Gerüstet für den Schulalltag. Psychologische Unterstützungsangebote für Lehrerinnen und Lehrer.* (S. 17-43). Weinheim und Basel: Beltz Verlag

Schmitz., E. & Leidl, J. (1999). Brennt wirklich aus, wer entflammt war? Studie 2. *Psychologie in Erziehung und Unterricht*, 46, 302-310

Schmitz, G. & Schwarzer, R. (2002). Individuelle und kollektive Selbstwirksamkeitserwartung von Lehrern. *Zeitschrift für Pädagogik*, 44, 192-210

Schwarzer, R. & Jerusalem, M. (2002). Selbstwirksamkeit und Motivationsprozesse in Bildungsinstitutionen. *Zeitschrift für Pädagogik*, 44, 28-54

Seiffge-Krenke, I. (2008). Gesundheit als aktiver Gestaltungsprozess im menschlichen Lebenslauf. In Oerter, R. & Montada, L. (Hrsg.). *Entwicklungspsychologie.* (S. 822-836). Weinheim, Basel: Beltz Verlag

Selye, H. (1977). *Lebensregeln vom Entdecker des Stress-Syndroms.* Hamburg: Rowohlt Taschenbuchverlag GmbH

Siegrist, J. (1995). *Soziale Krisen und Gesundheit.* Göttingen, Bern, Toronto, Seattle: Hogrefe-Verlag

Statistisches Bundesamt Deutschland (2008): Weniger Lehrer gehen wegen Dienstunfähigkeit in den Ruhestand. Pressemitteilung vom 05.02.2008. *http://www.destatis.de/jetspeed/portal/cms/Sites/destatis/Internet/DE/Presse/pm/2008/02/ PD08__042__742.psml.* Zugriff am [02.03.2012]

Statistisches Bundesamt Deutschland (2011): Zahl der Pensionierungen von Lehrkräften in 2010 weiterhin hoch. Pressemitteilung vom 06.12.2011. *https://www.destatis.de/DE/PresseService/Presse/Pressemitteilungen/2011/12/PD11_447 _742.html.* Zugriff am [03.04.2012]

Unterbrink, T., Zimmermann, L., Pfeifer, R., Wirsching, M., Brähler, E. & Bauer, J. (2008). Parameters influencing health variables in a sample of 949 German teachers. Int Arch Occup Environ Health DOI 10.1007/s00420-008-0336-y. *http://www.pr.uni-freiburg.de/pm/2008/Lehrer_Bauer_Studie* [Stand: 23.03.2012]

Van Dick, R. (2006). *Stress und Arbeitszufriedenheit bei Lehrerinnen und Lehrern. Zwischen „Horrorjob" und Erfüllung.* Marburg: Tectum Verlag

Van Dick, R, Wagner, U. & Petzel, T. (1999). Arbeitsbelastung und gesundheitliche Beschwerden von Lehrerinnen und Lehrern: Einfluss von Kontrollüberzeugung , Mobbing und sozialer Unterstützung. *Psychologie in Erziehung und Unterricht*, 46, 269-280.

Weber, A., Weltle, D. & Lederer, P. (2004). Frühinvalidität im Lehrerberuf: Sozial- und arbeitsmedizinische Aspekte. *Deutsches Ärzteblatt*, S. 40 http://www.aerzteblatt.de/archiv/41145?src=toc [Zugriff am 16.03.2012]

Wudy, D. & Jerusalem, M. (2011). Die Entwicklung von Selbstwirksamkeit und Belastungserleben bei Lehrkräften. *Psychologie in Erziehung und Unterricht*, 4, 254-265